JN317855

里見清一
SATOMI Seiichi

医師の一分

597

新潮社

まえがき

つい先日、私の出身高の後輩である高校三年生から質問を受けた。薬学部へのＡＯ入試を受験しようと思っているのだが、面接で「なぜ薬剤師になりたいか」と聞かれたら、どう答えればいいのだろう。要するに、どうして医者やナースでなく「薬剤師」なのか、という違いがわからない、ということである。

これはまことに鋭い、本質的な問題である。その昔は医者を「くすし」と呼んだから、すなわちイコール薬剤師である。いや、医者は薬物治療だけでなく診断から外科手術までカバーする、と言っても、現代では医療は細分化していて、総合病院の中ですべてを手掛けている医者は、まずいない。

同じ医者でも、やっていることは精神科と外科では随分違う。それに比べれば内科医と薬剤師の方がよほど近い。それなのに前者は同じ「医者」であり、後者は学部から免許から全部異なる。それで「薬剤師とは何か」というこの学生さんの疑問に私がどう答えたか、はともかくとして、私自身は医者であるので、自分には「医者とは何か」というテーマがのしかかる。

医者は、本質的に、命を助ける存在ではない、と私は考えている。治るのならめでたいが、多くの患者は助からない。しかし、だからといって、医者は業務を放棄することはできない。

実のところ、医者がこういう役回りになったのはつい最近のことである。三遊亭円朝作の落語「死神」で、死神に唆《そそのか》されて俄《にわか》医者になった男は、患者を助けないことには報酬をもらえなかった。それに失敗すれば医者はタダ働きのお払い箱で、後は死神と坊さんの出番である。私という現代の医者は、死ぬまで患者と家族につきあうのだから、寿命の番人みたいなものであって、つまりは「死神」の仕事まで担う。このことは本文にも書いた。

私はこれを良いとか悪いとか言っているのではない。ただ現代の医者は、その職責を甘んじて受けなければならない。それが「医師の一分《いちぶん》」である。

本書は月刊誌「新潮45」の連載「日本のビョーキ」をまとめて加筆訂正したものであ

るが、中心の主題は、「寿命の番人」の目から見た現代人の死に方と、そこでの医者の役割である。巨大災害や最終戦争みたいなものが起らなければ、大抵の人は病気で亡くなる。けれども現代は死を隠す時代であるから、多くの人はそれが具体的にいかなるものなのか、ご存じないのではあるまいか。

私は癌の診療を専門とする医者であり、ご存知の通り癌は日本人の死因の第1位であるから、どういうふうに患者さんは亡くなっていくのかを、少なくとも一般の方よりも知っている。本書で私が提示したのは、ホスピスのような「選ばれた」環境の死ではなく、また突然の事故や急病での「不慮」の死でもない、普通の病気での死に方とそれを巡る問題である。つまりこれは「あなたの死に方」に関することと思っていただいて、そんなに間違いではない。

私はかなり考えが偏った、クセのある医者であるから、独善にならぬよう、客観的なデータや文献も取り入れて書いたつもりである。そういう資料から読み解いても、この御時世では、ごく当たり前に死ぬのが非常に難しくなってきた、ということが御理解いただけると思う。

そして、患者と同様、医療者も困難にさらされる。最後に収録したドキュメント・ノベルは、「あなたの死に方」の具体例でもあるのだが、それよりもむしろ、そのときそばにいる「私」、もしくは私でない誰か他の医者の「一分」の果たし方、あるいは果たせなかった顚末である。

その苦労を分かって欲しいなどと情けないことを言うつもりはない。ただ、あなたの臨終の際には、そのわきに、同じような生身の医者が一人いるはずである。彼または彼女に、いまわの際であなたは何を望むのか。それをお考えになる材料の一つになれば幸いである。

私事であるが、またも新しい病院に異動してほぼ1年になる。このわがままで自分勝手なロクデナシ男の面倒を、なんと20年もの間見続けてくれているわが妻には感謝の言葉もない。

平成26年12月

「おとうさんをなおしてください」と書いてある壁の貼り紙の下で

里見清一

医師の一分●目次

1　褒めたら人は伸びるのか

研修医を殴った医師

教育ないしは指導における「体罰」を巡る論争が喧《かまびす》しい。

痛ましい犠牲者が出ると、「体罰では人は指導できない、全面禁止が当然だ」という議論が優勢になるが、その一方、「体罰を否定して教育は成り立たない」という見解も消えない。後者の主張するところは、部活の顧問教師の体罰で生徒が自殺したとされる大阪の桜宮高校で行われていたものは「暴力」であって、「暴力」と「体罰」は違う、という趣旨であろう。しからば、物理的には同じことをやっていて、どこでこの二つを区別するか。その境界の判定は難しい。

問題になるのは「愛情」の有無か？　しかし「愛情」の存在を客観的に証明すること

は不可能である。とにかく「やったこと」だけから判定し、全ての体罰を「暴力」と同一視し、問答無用に一律厳禁とするのが最も分かりやすい。だが摩訶不思議なことに、その結果、指導する側とされる側の関係がビジネスになって、情熱ないし「愛情」がどこかへ行ってしまうこともあるようだ。

私自身、修業時代に指導医から数多の厳しい叱責を受け、最近は研修医を指導する立場にある。私は手を上げたことも、上げられたこともないが、「研修医を殴った」医者を二人知っている。

その一人は私が学生時代からお世話になった、大学の医局員N先生である。N先生がマンツーマンで指導していた一人の研修医が、外の診療所でのアルバイトに精を出して病棟業務を疎かにしていた。先生はこれを咎め、「バイトを止めろ」と迫った。その研修医は医学部に入る前に他の大学を出て社会人も経験しており、世間擦れしたところがあった。年齢も自分の指導医であるN先生より上だったらしい。そいつに「あんたは医学知識を伝えるだけの立場なのだから、勤務態度どうこうを言われる筋合いはない」と冷笑され、「手ェ出さんつもりやったんやけどな、出てしもた」とN先生は後日おっしゃっていた。

「殴ったな、暴力医者！　僕は殴らないぞ。まだ殴りたければやれ」と顔を突き出す研修医を、「クビになるやろな、と思いつつ」もう一発張り倒してから医局長に報告したN先生は、医局のO教授によって処分不問となった。

もう一人はこれと全く異なる話である。別の大学の外科で、医局員が、研修医が採血に失敗したのにブチ切れて殴ったという。殴った側が狂犬みたいなものである。そこの教授はこのキ印医局員の扱いに困り果て、たまたま学位申請に来たある病院の部長に、「こいつを引き取ってくれるなら」と学位授与とバーターで押し付けたと噂されている。

こういう話は社会のあちこちに転がっているだろうからもうやめる。ただ、子供じゃない相手は殴っても「指導」にはならないことは明らかである。わがN先生のケースにしたって、研修医は別にそれで悔い改めたりしていない。

こういうことを書くと、我が家ではすぐに家内と娘から私を非難する声が上がる。「殴っても指導にならない」のが分かっているのなら、「怒鳴っても仕方がない」のも明らかでしょうに。

何度か書いたが、私は目下の者を怒鳴りつけることで悪名高い。最近はナースを怒ることは滅多にないが、研修医に対しては相変わらずである。「お前さあ、何かものを言うのなら、最低でも脳で考えてから喋れよ。脊髄反射で口動かしてるんじゃあねえ！」というのが自作の罵詈のうちのお気に入りである。開き直るようだが、山本夏彦翁は「悪口も語彙のうち、文化のうち」と言った。

高校生になった私の娘は、進路に関して、医者にだけはなるまいと心に固く誓っている。私が電話口で研修医を罵倒するのがその理由だそうである。私が、「パパだって救命センターの時は、あれよりひどい言葉でいつも怒鳴られていた」と言訳すると、ああ医者になるとそんな目に遭うのか、じゃあやめよう、となった次第である。

「褒める」とはどういうことか

悪口雑言のことを書くと家庭内での旗色が悪くなるので、今回は人を褒めることについてをテーマにしたい。私の最も不得意とする分野である。褒めないと人は育たないとか言う。しかし機嫌を取らないと育ってくれないような奴はどのみち大したことにはならないのではないのか、と秘かに私は考えている（こんなこと言ってるからダメなんですよね）。

ところがこんな私でも、意外なところで相手に喜ばれることがある。

時々、看護学校の学生さんが、実習として外来での診療を見学に来る。いつも冴えない中年男（私）がいるだけの診察室の隅に、可愛らしい若い娘さんがちょこんと座っていると、それだけで雰囲気が華やぐ。それを見て、やたらとはしゃぐ患者さんが何人か出て来る。大概が爺さんである。

その時の学生さんは、何かと話しかけてちょっかいを出す爺さん患者を、適当に相槌を打ってうまくあしらっていた。爺さんが上機嫌で診察室を出た後、私はその学生さんに聞いてみた。高校を出て看護学校にそのまま入ったのなら二十歳そこそこのはずだが、見た目もうちょっと年上のようである。

「大変失礼だけど、あなた、社会人経験か何かあるの？」

「ええ、短大出て一時働いてましたけど、ナースになりたくて学校に入り直しました」

「ああそれでか、落ち着いているよね。高校出たばかりの人だとさっきみたいに話はできない。あんな風に当り障りのないことを言えるというのは、この仕事ではとても有利なことだ」

その学生さんが顔を輝かせて「本当ですか！　そんなこと言われたの初めてで、すごく嬉しいです！　有難うございます！」と実に嬉しそうに頭を下げるのを前にして、私はちょっとまごついた。

私は別に褒めたつもりはない。「有利である」というのは客観的なコメントであって、その人がそのアドバンテージを有効に利用して、もしくは逆に、不利な点を克服して、初めて褒められる対象になるはずである。私は、「褒める」とはそういうことだと思っていた。

多少穿ち過ぎかも知れないが、もしかするとこの学生さんは、同級生よりも「歳がいっている」ことを引け目に感じていたのかも知れない。それが一転して「良いことだ」と言われたので、意外に思うと同時に嬉しかったのではないか。

言った側に褒めるつもりがあったかどうかと無関係に、「言って欲しいことを言ってもらった」のが嬉しいのである。この看護学生さんの場合は自分がネガティブに感じていたことを逆に「評価」されたのだから、二重にその思いが強くなったことになる。

反対に、相手が全く望んでいないことを言うと、言った側がいくら「褒めたつもり」でも、ちっとも「褒めたこと」にはならない。

そういう例はお笑いになりやすく、落語には頻繁に出て来る。「寝床」の旦那は自分の下手な義太夫を目下に聞かせるのを無上の楽しみとしているが、さすがに気が引けて、会の時には招待客にたっぷり酒肴をふるまう。客は頭を低くして悪声を避けながらご馳走を食べるのであるが、「褒めなきゃいけないんじゃないのか？」という配慮から仕方なく声をかける。「うまい！　……このお刺身！」

噺家の真打披露の口上では、本当に芸が一定レベルの域に達している場合は、師匠筋が「本人まだまだ芸道未熟ではございますが……」と言う。しかしヘタクソだが血筋その他でやむを得ず昇進させる場合（別に海老名家とか特定はしないが）は、「芸道未熟」だとあまりに的を射て白けてしまうので、「本人まことに親孝行でございまして……」と「褒める」のだそうだ。

立場によってポイントがずれる

ずれたポイントで「褒められた」側が怒り狂うもしくはズッコケるというのは分かりやすい。その一方、「誰が言うか」によってポイントがずれるか当るかが決まることも多いから話は複雑である。

私は、家内や娘が美容室に行っても、滅多に気がつかない。「これでも気がつかないなんて、信じられない！」と非難されることもしばしばであるが、そう言われれば、朝と変ったかなあと思うくらいである。家内からはよく、「これで気がつかなければ、離婚！　と思っていた」と言われる。その場合でも大概分かっていない。いまだに離婚されていないのは大慶至極である。

ところで、家族の場合はともかくとして、女性は、たとえば職場で同僚や上司にそういうのに気がついてほしいのか？　相手が憎からず思っているイケメンなら良いが、脂ぎったオヤジ部長に「あれ、髪切ったの？　似合ってるね」とか言われると、「セクハラ！」にならないのか？　私は別に、女が身勝手だとかなんとか言いたいのではない。「褒める」側の立場によってポイントがずれることもあると指摘しているだけである。

先の例では誤解を招くといけないので、慌ててもう一つ例を挙げる。先日、わが編集者が、自分の部下に「ずれている」奴がいるとぼやいていた。そいつは上司である編集者が書いた原稿を読んで、「なかなかうまいんじゃないですか」と上から目線で「褒める」のだそうだ。「どうしてお前なんかにそんな言われ方しなければいけないのだ！」

私はその部下の人と面識はないが、この若者には悪気はなかろうから、ここで一つ助言をしたい。そういう時には「褒める」のではなくて「感心する」と良い。「うまいもんですねえ」と唸れば、上司の「言って欲しいポイント」に当てることができよう。

以上まとめると（まとめるべき話でもないが）、人を有効に「褒めよう」と思えば、相手の欲するところ、もしくは気にしているところを察するのが第一である。

この、褒めるべきポイントと立場を意図的にずらせて嫌がらせにするのが「ホメ殺し」という代物である。竹下登元首相に対して右翼団体が「日本一金儲けがうまい竹下氏を総理にしよう」と街宣して総裁選の邪魔をしたというので有名になった。私もこの時初めて知ったが、こんな洗練された（？）妨害活動があるのか、と感心した覚えがある。

誰に「褒められる」か、は措くとして、「金儲けがうまい」なんてポイントは、たとえばホリエモンなんかだったら喜んで讃辞を受けたことだろう。竹下さんがこれを嫌がったというのは、個人的に気にしていたからか政治の世界では気になることだからかは分からない。いずれにせよここを知って突くというのは内部事情に精通していなければできないことである。こういう人は本当に「褒める」のもうまいのだろうな。

言葉で褒めるのではないが、田中角栄は瞬時に相手の望むところを察し、金が欲しい者には金を、女が欲しい奴には女を与えたという。しかしいくら角さんだからといっても、「女が欲しい」と見抜かれるのって、どんなんだよと思ってしまうが。

医者は金で釣れない

その一方、「分かってないよなあ、ズレてるよなあ」というのは数多い。医者やナースを確保するのに、「予算をつける」という方法しか思いつかない役人は典型である。結局は「予算」になるのかも知れないが、そのつけ方である。

勤務医は給料よりも、もっと休みが欲しいことが多い。そして仕事の内容から、雑用（と医者が考えること）を外して欲しいと考えている。最近はかなりマシになってきたが、日本では、検査の説明とか注意とかいうような、欧米ではナースの業務を医者がやり、受診手続きとか書類の受付とか、本来は事務の業務をナースがやることが多い。では事務は？　私がもといた国立病院の事務なんて、正規の職員は本当に働かなかった。実際に働いているのは派遣会社のニイちゃんネエちゃんばっかりで、その派遣会社は入札で、つまり「一番安い」ところに決まるから、質が悪いことこの上ない。ちなみに質で決めようとするとバカなマスコミが「談合だ」とか騒ぐ。事務の対応が悪いという患者の苦情は医者が受けることになり、また雑用が増える。

恨み言を連ねるのは本意ではないので本筋に戻る。結論だけ言えば、時間が欲しい医者を金で釣ることはできない。

同様に、ナースの給料はそれなりにあり、私が知る限りこれが不満の第一ではない。常に言われるのは出産した後の復職にあたっての託児所の問題である。また、最近は暴力や理不尽なクレームに訴える患者が目立って来ている。そんなのはごく少数だと主張する「人権派」の連中もいるが、少数にしたってそんなのがいればどれほどのストレスになるかは容易に想像できよう。最も患者と接することの多いナースは否応なくその矢面に立たされる。そういう労働環境の整備こそが「喜ばれる」のである。

ここで話を反対の立場からも眺めてみることにする。「褒められる」側が自分のポイントを誤解しているのも「イタい」ものである。

私は拙著『偽善の医療』（新潮新書）を上梓した時、素性を公表しなかったが、「東大医学部卒」の肩書だけは著者紹介に残された。こんなの書いても仕方ないだろうと思ったが、新潮社側が「いえ、こう書くと、えらい先生だ、と世間は思います」と言い張るのに押し切られたのである。だがもしこれでもって私が四半世紀以上前の学歴を「売り」にしていると思われたら、これほど恥ずかしいことはない。

当然のことながら、立場によって人の美徳は異なる。ある人の「長所」は、時と場合によってそのまま致命的な「欠点」となる。吉川英治『三国志』に出て来る、益州(蜀)太守の劉璋なる人物は、下記のように評されている。

「彼は自身いうが如き好人物であった。もし庶民のあいだに生れていたら、……(彼はよい男だよ)と、愛されもしたろう。けれど、蜀の主権者であり万民に臨む太守としては、ほとんど、その資格なきものといっていい」

私が誰のことを念頭においているかはお分かりと思う。いましたね、個人的に清く美しい心があれば、みたいなことを言って日本をぐちゃぐちゃにした奴が。彼はいまだに反省していないようであるのは当然で、彼の「ポイント」はマキャヴェリ的な国家の盛衰にあるのでなく、個人の心根に置かれているからである。

あのビョーキ持ちの国賊は論外としても、そういう「勘違い」をしている人間を「褒めよう」と思えばどうすれば良いのか。本当の美点を指摘しても相手には伝わらずむしろ怒るかも知れない。相手が「褒められたい」ところを言えば、ただのゴマスリになってしまう。まことに「褒める」ということは難しい。

最後に私自身が「褒められて」嬉しかったことを書きたい。救命センターで半年間、二人の仲間とともに研修し、「足手纏い」「役立たず」「ヘタクソ」「バカ」その他ありとあらゆる罵声を浴びてきた。最後の週になって「今週で終わりです。有難うございました」と挨拶したとき、指導医が「お前ら終わりか。寂しいな」と言ってくれた。その後、「来週から、ちょっと困ったな」と付け加えられた言葉が、何より嬉しかった。指導医には、我々を「褒める」つもりがないようであったのが、尚更である。ああ、先生は俺たちを、ここの戦力の端くれに勘定してくれていたんだ。

だからさあ、娘よ、パパが若い奴等をボロクソに言うのも、悪いことばかりじゃないんだよ。

2　ストレスはなくせない

医者の決まり文句

患者さんが一通りの癌治療を終えて、退院する。「これからの生活をどうしたらよろしいですか」と、聞かれる。それはそうであろう。癌は治ったわけではなく、もしくは少なくとも治ったとは限らず、再発のリスクは常にある。そう言ったのは私である。だったら、「ではどうすればよいのか」にも、私は答えて然るべきではないか。

ところが実際には、私はそれに対して具体的なアドバイスをすることができない。欧米では乳癌の患者の再発率に運動や食事が関係しているという報告もあるが、アメリカ人の肥満は日本人と桁が違い、我が国のご婦人たちにあてはまるかどうか怪しい。私が診ている肺癌の患者では、せいぜい「タバコを吸うな」というくらいであるが、もとから吸わない人も多い。また、吸っていた人も、そんなの当然だという顔をするだけである。もっと気の利いた、有難味のあるアドバイスはないのか。

口ごもる私に対して、ご家族や、場合によっては患者さん本人が、「要はストレスを避けることですよね」、てなことを向こうから言ってくれる。それなのに私は根が正直なものだから、ほっとして「そうですね」なんて相槌を打つことも覚束ない。

医者の「決まり文句」はいくつかある。自分の手に余る患者を診た時には「ご寿命である」もしくは「手遅れである」と言えばよい、と教えて下さるのは畏れ多くも人間国宝・桂米朝師匠である。しかしここまであからさまな常套句は、かえって滅多なことでは使えない。

その代りでもないが、よく耳にするのは「風邪を引かないように」とか「ストレスを避けるように」というものである。患者さんや家族の人が「代弁」してくれるくらいだから、多くの医者が実際に使っているのだろう。だけどこれってどうなのよ。

だいたい、「風邪を引かないように」なんて、できるわけないだろう？　言ってる私の方が鼻をぐすぐすいわせ目を潤ませ、バレバレの風邪気味であるなんてことはしょっちゅうである。「だったら先生近寄らないでくれ」ということになる。それにこの台詞は、できもしない注文をつけているくせに、実際に風邪を引いた時に、「あんたが悪い」と患者のせいにするようで、とても心苦しい。

しかしこちらの方は、「風邪を引かないため」に、人混みに出るなとか外出から帰った時は手を洗えとか、小学生レベルにしても、まだなんとか言葉が繋げられる。もう一つの、「ストレスを避けろ」は、どうにも始末が悪い。

今の世の中、ストレスのない生活なんてあるのか？　患者が仕事に復帰するとする。仕事でストレスを溜めないように、だと？　どこの業界でそんなことが可能か。すでにして患者は、医者もナースもストレスの塊みたいな仕事をしていることをお見通しである。「先生たちも大変ですねえ」と同情される生活していて、どの面下げて「あなたはストレスがないように」なんて言えるんだ。

では仕事復帰なんてしなければよいのか。そうすると「病気のために職を失った」ということになって、そっちの方がよほどストレスだろう。それにこちらとしても、せっかく多少なりとも「良くなった」のだから、できる限りの社会復帰をしてほしいと思うのが人情である。

考えてみれば、患者と家族にとって、肺癌になったこと、辛い思いをしてその治療を受けてきたがまだ治ったとは言えないこと、が最大のストレスであるのは自明である。患者が病気になったことについては私に責任はないが、治療経過が不十分であるのは私のせいと言えなくもない。下手に「ストレスのないように」なんて指導をしようものなら、「私（患者）にとって、あんた（里見）が最大のストレスだよ」と吐き捨てられるのではないかと、私はいつもビクビクしている。

ストレスは避けられるのか

それはともかくとして、そもそも、ストレスというのは「避けられる」ものなのだろうか。

私が若いころ、まだ患者の高齢化は顕著でなかった。今では総合病院の整形外科病棟は年寄りの骨折や変形性関節症だらけだが、当時は若い外傷患者が多く、廊下で松葉杖競走したりしていた。当時私の遊び仲間に、美人だが底意地の悪い看護婦がいた。こいつはよく、「整形外科のナースはみんな化粧も派手で、若い患者の気を引いている」と言っていた。

その整形外科病棟で、骨肉腫の肺転移の患者を受け持った。いよいよ呼吸状態が悪化し、今晩か明朝か、ということになった。患者は苦痛なく眠った状態で、家族も納得しており、私はやるべきことをやって「いつものように」待っていたのだが、病棟側が異様な緊張感に包まれているのに気がついた。どうしたんだ？　「この病棟で、人が亡くなるのは、3年ぶりなんです」。同じ事態に対しても、毎週のごとく癌の患者を彼岸に送っていた私とは、受ける「ストレス」の程度が全く違っていたらしい。

唐突だが、私は『源氏物語』が嫌いである。というより、理解できない。平安時代、多くの庶民が食うや食わずの境遇にあって、光源氏は為政者でありながら関心事は恋愛のことばかりである。権力を握るため血みどろ命懸けの闘争をするのならまだ分かるが、そうでもない。衣食住が保障されていて、「あの女がこちらを向いてくれない」てなことを真剣に悩むなんて、悪い冗談としか思えない。「憂いも辛いも食うての上」というが、全くだ。

しかしこれでも本人には立派な「ストレス」で、その確執が世界的な文学作品になっているのだから、まことにストレスのネタは尽きない。つまりは、「ストレスは避けることなどできない」というのが、身も蓋もない私の結論である。

そしてこのストレスが非常に強くなると、トラウマとなって後々まで悪影響を及ぼすと、巷では言われている。心的外傷後ストレス障害（PTSD）という疾患名がついていて、心に加えられた衝撃的な傷（トラウマ）が元になって起るさまざまな障害と定義されている。だから、とくに子供等に、そういう「トラウマ」になるようなストレスは与えるべきではない。

しかし、PTSDの原因となるトラウマは、一般には戦争とか大災害、もしくは虐待など、「危うく死にそうになる、もしくは重傷につながる出来事」となっている。ところが最近はどうも拡大解釈されて、ちょっとでも子供が嫌がるものを見せたりするのも「トラウマになるからやめよう」などと言っているようだ。

私は中学校の修学旅行で長崎へ行き、原爆資料館を見学して、強い印象を受けた。まさしく地獄絵図が、しかも絵空事ではなく実際に起ったことが、これでもかとばかりに展示されていた。怖かったかと聞かれればもちろん怖かった。しかしこれはもともとが原爆の恐怖を伝えようというものなのだから当然である。

ところが最近は、広島や長崎の展示内容が、かなりマイルドになっていると聞いた。実際に行って確かめたわけではないが、「トラウマ」を避けようというこの御時世ではありそうなことである。おまけに、私の娘が広島に中学の修学旅行に行った時には、平和記念（原爆）資料館の見学は、「そういうものをどうしても見たくない人は別行動でも良い」という、見ないで済むオプションが可能だったらしい。

こうした「配慮」によるメリット（と考えられるもの）は明らかで、「トラウマ」になってしまうというリスクを回避するということである。一方、デメリットもまた明らかである。

そんな風に「見たくないもの」をずっと回避していて、生涯そのような不快なものを見ずに済むなら良いが、実生活ではそうもいくまい。いざ眼前に見たくもないものが現実としてつきつけられた時、そのストレスは「免疫がない」者にとってはよほど大きくなるというのは、「3年も死亡患者を診たことがない」整形外科病棟の例でも明らかである。その場になって対処できるのか。

何より、子供達は、原爆の悲惨について、戦争の残酷について、「骨身に沁みて学習する」という、得難い経験の機会を失った。ではそれと「トラウマのリスク」とはどちらが優先するのか。判断できないから「オプション」にした、という言訳は成立しないだろう。実際に見てみないとどっちに転ぶか分からないものを、事前に振り分けても仕方がない。いずれかに賭けねばならない。

「命の教育」

福岡県立久留米筑水高校の食品流通科では、1年生に対して、鶏を受精卵から孵化させ、ヒヨコを育て、成長したら最後に自らの手で処分して食べるという「命の教育」をやっているという。名前までつけて世話をしてきた鶏を殺して解体するのを「嫌だ」「怖い」と泣く子も当然いるが、最後には「粗末に出来ない」ときちんと食べるのだそうだ。この授業に対しては、当然のことながら、反対論も根強い。

私のがんセンター時代の指導医は、若い頃に鶏が絞め殺されるのを目撃して「トラウマ」になり、以来鶏を一切食べられない。一度、忘年会の幹事をしたレジデントが焼鳥屋を会場にしたところ、その先生は、2時間近くそのレジデントを恨み骨髄という眼で睨みつけながらウーロン茶ばかり飲んでいた。

目撃どころか、高校生に、実際に手を下して「殺させる」というのであるから、かの指導医どころではないトラウマになりはしないか。そう聞かれたら、筑水高校の先生も「絶対大丈夫」と保証することなどできないだろう。それでは、この「命の教育」には、そのリスクを遥かに超えるだけの意義があるのだろうか。

私はかつて何人かの若い肺癌患者が亡くなっていく様子を書いたことがある。周囲の大人のうちには、患者の幼い子供達に、患者のところに行かせないようにしようとした人がいた。「苦しんでいるお父さんの姿を見せることは、子供達にとってトラウマになる」と。確かに、元気だった、優しかったお父さんが病み衰え、苦しそうにしている姿は、しかも子供の目にも明らかに悪くなっている様子は、傍で見るだけでも辛かろう。子供の目に触れさせないように、という「配慮」も分からぬではない。

『「痴呆老人」は何を見ているか』『人間の往生』（ともに新潮新書）などを著しておられる、東大名誉教授の大井玄先生に、病院においでいただき、終末期医療の基調講演をお願いしたことがある。大井先生は、年寄りが死ぬときはまわりで孫達を遊ばせて、なるべく賑やかにせよとおっしゃっていた。

私は講演の後で、あの、「苦しんでいるお父さんを見せるのはトラウマになる」と家族に言われた、という話を大井先生にぶつけてみた。大井先生は、患者の肉体的苦痛を出来る限り除去するのは当然という前提の上で、こう話された。

「たとえば、インフォームド・コンセントが強調されますが、実際に説明を受けた患者に、どういう話だったか、というのを後から聞いてみても、驚くほど覚えていません。

人間は、激しい情動を伴うものでなければ、学習をしてもすぐに忘れるのです。だから、そのお子さん達は、必ず、その辛い経験と引き換えに、貴重なものを得ています」

その質疑の後で聞いたが、一人の患者さんについて、9歳と7歳の二人の娘さんが、病棟に、「お父さんの病状と経過」について教えて欲しい、とお母さん（患者さんの奥さん）を通して頼んで来たそうだ。病棟の婦長さんが、極力分かりやすい言葉で、二人に報告書を書いてくれた。といっても、癌とはなんぞやということからして理解するのは難しかろうから、子供達にどのくらい伝えられたのかは分からない。しかし二人の娘さんは、涙とともに何度も繰り返しその手紙を読んで、「お父さんは私達のために、一生懸命に頑張ってくれたんだ、ということが分かった」と言ってくれたという。このことを大井先生に報告したところ、とても喜んで下さった。

だから、子供にお父さんの病気、死というものを「見せる」のは、意義のあることなのである。高校生に自分の育てた鶏を自らの手で殺し、解体して食べるという経験をさせるのは貴重なことなのである。修学旅行生に、目を背けたくなるような原爆の悲惨を脳裏に焼き付けさせるのは、大切なことなのである。

本来そうしたこととは、ＰＴＳＤの定義である、「（自分が）危うく死ぬような、もしくは重傷を負うような」経験に相当しない。しかし、これは、そういうものがトラウマにならない、ＰＴＳＤの原因とならないだろうと判断してのことだけではない。トラウマになるかどうかは紙一重であるが、そのリスクを超えた「何か」のためである。

映画「ローズ」の主題歌の中で、ベット・ミドラーは歌う。

「壊れることを恐れる心は、踊り出すことがない。夢から醒めるのを恐れていては、チャンスを捉えられない。とにかく奪われないように、とばかり考えているものは、与えるということはできない。死ぬことを怖がる魂は、生きることが分からない」

人目に触れない「死」

現代は、不快なものをとにかく覆い隠そう、とする時代でもある。私だってそんなものは見たくない。だが見たくない、ということと、存在しない、こととは全く別である。

不愉快なものをすべて目に触れないように処理する「理想郷」は、ハックスリーの『すばらしい新世界』に書かれている。そこでは幼児に対して、人の死は恐ろしいものでもなんでもないということが「条件反射教育」で教え込まれる。「未開野蛮の国」からこの新世界を訪れた主人公は、そうした幼児の群れの前で母親の死に泣きわめき、

「死に対する誤った観念を与える」危険人物と看做されてしまう。

さすがに現代のわが国ではそこまでは行っていない。また、極端に美化した死後の世界を信じ込ませてテロに駆り出すような宗教が席巻しているわけでもない。しかし「死」が極力人目に触れないように扱われているということは確かである。「死ぬこと」がどのようなプロセスを辿るのかについて、医療関係者以外でご存知の方はほとんどいないだろう。

そこで、このあとしばらく「死について」を書いていくことにする。まずは何より、現代の、もしくは近未来の、日本人の「死に方」について、はいかがだろうか。大災害や核戦争といったものがなかったとして、読者は、また私は、どのように死んでいくものなのか、ということをおさらいしよう。

縁起でもない、とおっしゃるか。その通りだろう。しかし、これを無視しようとするには、不老不死の秘薬を追求するしかない。昔、秦の始皇帝という人がそれを試みたらしいが、その時は失敗した。今のところまだ、人間は「死ぬべき存在」である。私の道案内が、お気に召すかどうかは別にして。

3　自己決定の呪縛について

プロが決断を回避する時代

人はいきなり死んでしまうことはそう多くない。大概は某《なにがし》かの病気になり、それがもとで死ぬのであって、まずはその病気の治療を行うことになる。誰が治療するかというと医者であるが、問題は、その内容を決めるのは誰なのか、である。当然、患者本人が「自己決定」すべきとおっしゃるだろうか。本章ではこれを取り上げたい。

医学部に入って最初に習う教科の一つが解剖学である。私が東大の教養学部から医学部に進んだ時、解剖学にはYのイニシャルがつく教官が4人いた。その一人、Y助教授（養老孟司教授とは別人）は最初の講義で、あまり解剖学とは関係のないことを話し始めた。

なんでも、Y先生の知人の一人が病気になって、かなり難しいらしい。それで、治療方針について担当医から、手術とそうでない治療を提示され、「決めて下さい」と言われたのだそうだ。そんなこと素人には分からないからお任せします、と答えても、「いや、患者さんご本人のことですから、そちらで決めてください」と取り合ってくれない。困り果てて医学部の教官である知り合いのY先生に相談した。ところが先生も、そんなこと専門ではないし、どころか患者を診ている臨床の医者ですらないので、相談されても分からない。

Y先生は、医学生のほとんどは解剖学みたいな基礎研究の分野に行くのではなくて、臨床に進んで、つまり「医者」になるのだということを前提に、その心構えのためにこういう話をするのだ、とおっしゃった。たぶんそれは建前で、その時自分がお困りになっていたことを、もっとあからさまに表現すればその知人の担当医に対する不満を、医者の卵どもにぶつけずにいられなかったのだろう。

「どうして素人に、決めてくれ、なんて言うのかね。難しい決断だったらなおのこと、医者が下すべきだろう。そしてその方針が結果的に間違っていたとしたら、自らその判断の責任を負って地獄に落ちるのがプロじゃないのか」

Y先生には申し訳ないが、私はこの後の解剖学の講義内容を、すべて忘れた。しかしこの「自ら決断し、それが裏目に出たら地獄に落ちるのがプロである」という言葉だけは、強烈に焼きついている。

あれから30年が経過したが、Y助教授の嘆かれた状況はどうみても悪化している。プロは決断を回避している。その言訳として裏側に張り付いているのが、「自己決定権の尊重」という大義名分である。

ヒポクラテス以来、医者は、「患者の身になって」、素人である患者の代わりに、方針を「決めてやる」のが正義とされた。患者やその家族は素人なのだから、どうせ分かりはしない。医者が「患者のために」、最良の方法を採るのである。これは「最良」なのだから、患者の了解など要らない。どころか、説明する必要もない。患者は、痛いから予防注射は嫌だと逃げる子供みたいなもので、その「意思」は患者本人の利益にならぬのである。この考え方をパターナリズム（父親的温情主義）という。

今こういうことを主張すると、袋叩きに遭う。患者は医者と同等であり、自分の体や病気について、および治療内容について、十分に説明され、同意なしに（いわゆるインフォームド・コンセントなしに）診療行為をされることは許されない。最終的には、患者は、自分の体に行われることについて、自分で決定する権利すなわち自己決定権がある。いくら「患者のため」だからと言っても、医者にその自己決定を代行する権限はない。

だいたい、医者に「お任せ」なんてしてたら、碌なことにはならない。何されるか知れたもんじゃない。すべからく患者は、自己の権利を最大限に活用すべし。眼前の医者の言うことが納得できないのであれば、セカンドオピニオンでもサードオピニオンでも求めに出よ。

さてこういう風潮に対して、分からず屋の医者どもは徹底抗戦するか、というと、あまりしない。そんなことはないだろう、昔ながらに高圧的に「自分の方針に従え」と医者に言われてムカついた、というのがよくマスコミに出て来るじゃないか、と言われるかも知れないが、私は懐疑的である。有り体に言って、ああいう記事は、意図的に操作、と言って悪ければ、取捨選択されたものだろうと思っている。私の周りではむしろ、「担当医が決めてくれなくて困る」という話ばかり聞く。

私の知人で、ご夫婦ともある大学の理工系で教職についておられる方の、ご主人の方のお母さまに脚の腫瘍ができて、その大学病院にかかった。なんでも、大変に稀なタイプだそうで、この領域の権威であるそこの教授もほとんど経験がなく、明確な方針を決められない。

考えられる方法は三つ…①まずは手術で取れるところまで取る。ただし完全に取り除けるかどうかは分からない。腫瘍が残ってしまえばその後の治療に支障が出るかも知れない。②先に放射線治療で腫瘍の縮小を図り、その後で手術に臨む。腫瘍が縮小してくれれば取り除ける可能性が高くなる。ただし放射線治療が思惑通り奏効してくれるかどうかは不確かである。③片脚を切断してしまう。これならほぼ確実に腫瘍は取り切れるが、75歳を過ぎたその患者さんの今後の生活には、非常に大きな影響が出る。

なにせ患者の息子が、学部は違うが同じ大学の教授をしているので、治療法の決定にかかる面談は、整形外科の教授自らが行ったそうだ。患者さんはご高齢で、「片脚の切断」なんて話にびっくり仰天し、ただおろおろするばかりである。頼りの息子とて、医者ではないので正味のところは分からない。放射線治療というのが、どのくらいの見込みがあるものなのか？

「どれが一番良いとお考えですか？」

「分かりません」

「いえ、分からないにしても、先生のお考えで、最も良さそうなもの、というのはあるのではないでしょうか？」

「客観的なデータがない以上、私の個人的な見解は意味がありません。そういうことで患者さんのご意向を引っ張ってしまうのは、自己決定権を損ねることになってしまいますので、申し上げられません」

息子さんの教授は、内心舌打ちせんばかりであったが、正面切って喧嘩をするわけにもいかない。そこで攻め方をちょっと変えた。

「先生と私は同年代のようにお見受けしますが、もし、先生のお母さまがこの状況であったとしたら、どれを選ばれますか？」

「そうですねえ、自分の母親だったら、放射線治療を先にやってみるかなあ……」

「それを早く言えよ！」と叫びたくなるのをぐっと抑えて、息子さんは笑顔を作り、引きつっている母親に、「じゃあ、それで、お願いしようよ。先生もそれをお勧めされるようだし」と、努めて安心させるように語りかけた。ところが、患者が頷くより前に、整形外科の教授はあわてて遮って、こう言い放ったそうだ。

「いや、私は決して、その方法を勧めているのではありません。そういうことで決めていただいては困るんです！」

「どうしてあんなこと言わなきゃいけないんでしょうかねえ。うちの主人だって、いずれにしても難しい治療である、というのは分かっていますよ。同じ大学にいるんだから、もし上手く行かなくても、訴えたりするわけないじゃありませんか。こちらでは松竹梅取り揃えておりますが、いかがいたしましょう、どうぞそちらでよろしいのをお選びください、なんて感じですよ。そんなのプロの仕事じゃないですよね」と、これはその顚末をご主人から聞かされた、奥さんから伺ったことである。

何かを「決める」という負担

ここで脇道にそれるが、プロが「決断」から逃げようとするのは医者に限ったことではないようである。光市の母子殺害事件で、最高裁は、犯行当時18歳だった少年に死刑判決を下したが、その理由の一つとして「遺族の被害感情は峻烈を極めている」というのを挙げた。

私はこの判決理由に不服である。これはすなわち、「遺族が許すと言ってるなら許してやっても良いが、遺族が死刑にしろと言い張るから死刑」と言っているに等しい。犯人が死刑に値すると考えるのなら、全責任を自分で負ってその判断を下すべきである。そしてもし、そうでないと考えるのであれば、遺族からどんな怨嗟糾弾を浴びようとも、死刑を回避するのがプロである。

この犯人は死刑執行された後、もし逆恨みして化けて出るのであれば、当然裁判官のところへ出るべきである。しかしあの判決理由では、「遺族が死刑と言ったのだから……出るならあっち」と逃げているとしか思えない。

なにゆえこんな風にプロが決断を回避するようになったかというと、何かを「決める」というのは負担だからである。自分のことを自分で決めるのだって大変で、ましてや人さまのことで「決断する」なんて、できればやりたくない。結果オーライになればともかく、裏目に出たらやはり後味が悪い。それに比べれば「自分に決定権があるのだ」という、昔の医者が享受（？）していた「権威」の気分なんて、ハナから「なかったもの」と捨ててしまえばどうってことはない。

何かというと「責任を取れ」とか言われるこの御時世ではなおさらのことである。ここへ来て「自己決定をさせろ」とかいう風潮が世間に生まれたのだから、これ幸いと判断を丸投げするようになったのは、ある意味合理的な選択とも言える。

これは拙著『偽善の医療』でも簡単に触れたことだが、私の同級生の研究者から、こういう話を聞いた。ラットの頭に電極を刺し、ある頻度で不快な電気ショックを与えるようにする。そうして、ラットが感じるストレスを測定する。ストレスが加わった時にはその反応として副腎皮質ホルモンが出るので、過剰分泌されたホルモンが尿中に排出されるのを測れば指標になるのである。

さて彼はラットを二つに分け、それぞれがレバーを押せるような装置を作った。A群のラットはレバーを押すと、電気ショックが回避される。つまり、自力で不快な刺激を避けることができるのである。何回か繰り返していると、ラットにもその仕組みが理解される。一方、B群のラットは、いくらレバーを押しても、電気ショックは回避されない。だが、A群のラットがレバーを押してくれると、電気ショックが出ないようになっている。こちらは「あなたまかせ」の他力本願である。

その同級生は、電気ショックとレバーの仕組みがラットにも分かった後には、A群のラットでストレスが少なくなったと話した。要するに、自分で自分の忌まわしい境遇をコントロールできると、ストレスは軽減するのである。しかし私は、彼がその後に付け加えたことの方がはるかに面白かった。「せやけどな、そのうち逆転して、Bのラットの方が、ストレスが少なくなって、Aの方で多くなるねん」

どのみち電気ショックを完全に防ぐことはできない。その状況で、常にピリピリして刺激に備え、レバーを押してその防止に努めるよりも、もう同僚に任せてしまって、来たら来たで仕方がないやと腹を括ってしまった方が楽になる、と解釈するのは考え過ぎだろうか。なんだか、日米安保の寓話にでもなりそうな話である。

文化による違いはあるか

ところで「自己決定」がそれだけストレスのかかる仕事だとしても、いやむしろそうであるならばそれだけ、各国の文化によってどのくらい受け容れるかが違ってくるだろうと予想される。やっぱアメリカなんかでは、どんなにしんどいことであろうとも、全部自分で決めないと気が済まない、てな患者ばかりではなかろうか。日本の小料理屋なんかでは、客は板さん「おまかせ」が一番うまい、なんて言ってるが、ああいうのは理解されないそうだし。

そうとも限らないと報告したのは、ニューヨークのマウントサイナイ医科大学の先生達（Livaudais JC, et al. J Gen Intern Med 2012;28:630）である。乳癌の患者に対して、治療の方針決定における「自己責任」の度合いをどれくらいと考えるか、とアンケートをとった。7％が「足りない」つまりもっと自分に決定権を与えろ、と答え、72％が「ちょうど良い」、21％は「多すぎる」、つまり自己決定が負担であったと回答している。

こういうアンケートに患者がどのくらい本音を出すかは疑問であるので「ちょうど良い」が圧倒的多数というのは額面通りに受け取る訳にはいかない。問題は「多すぎる」が「足りない」の3倍あったということで、つまりはかなりの数が「自己決定はしんどい、したくない」と思っていることになる。加えて、「多すぎる」と回答した患者は、その治療内容について「後悔している」と思っている割合が高かった。つまり、相当数の患者が「自己決定を過重に押し付けられて、後から悔やむような治療内容を選択してしまった」と考えているのである。

もう一つ。当然のことながら、「自己決定」を正しく行うためには、患者側は正しい情報を得ていなければならない。誤った情報をもとに自己決定権もへったくれもあるはずがない。

この大前提を崩して全米に衝撃を与えたのがボストンのダナ・ファーバー癌研究所な

どからの報告である（Weeks JC, et al. New Engl J Med 2012;367:1616）。治ることのないステージ4の大腸癌や肺癌で化学療法を受けている患者に対してアンケートを行ったところ、実に7割から8割の患者が「治る可能性がある」と思っている、と回答した。しかも、「治る可能性がある」と「誤解」しながら治療を受けている患者は、「治ることはない」と「正しく」認識している患者に比べ、医者との関係が良好だった、ということである。

この論文の結論は二つ…①進行癌の患者は化学療法の目的を誤解している可能性が高く、そのことにより正しい治療選択ができていないことにつながる。これはまあよい。②医者は患者の病識を向上させることができるかも知れないが、そのことによって患者との関係を損ねる可能性がある。なんだそれは？

もちろん、患者は分かってはいるけどあえて、「治るかも知れない」という「希望」を口にしたのかも知れない。そうすると本来の「自己決定」を徹底しようとするのなら、患者の淡い「希望」を完全に打ち砕き、「治らないのだぞ」と入念にトドメを刺した上で、患者の「意思」を「尊重」せねばならない。そりゃあ、関係も険悪になるわな。

こう考えて行くと、「お任せします」と患者が言いたくなるのも人情ではないかという気がしてくる。医者は、どこまで「察して」先回りし、「決めて」よいのだろうか。少なくとも、患者の「自己決定権」の最大化は、必ずしも患者に優しいことではなさそうである。

もし我々にとっての選択肢が「昔ながらの、傲岸不遜で高圧的な医者による、方針の押し付け」と「責任逃れの医者による、患者への決定権丸投げ」の二者択一しかないとしたら、こんなに不幸なことはない。しかしさすがにもうちょっとマシな「落としどころ」もあるだろう。次章では、医者の側から、「自己決定権の尊重」への反省を続ける。

4 「自己決定尊重」の裏側

「打つ手なし」を知りたいか

一般のイメージとは裏腹に、患者は自分の「方針」について、「医者に自己決定権を奪われる」よりも、「したくもない自己決定を押し付けられる」ことの方が多くなる。日ならずして、その傾向は誰の目にも明らかになる。

なぜこう予言できるかというと、「自己決定は良いことだ、あるべきものだ」という社会的な（?）コンセンサスができているからである。マスコミ報道を眺めると、自分の終末期の準備をしろ、予め家族と話し合っておけ、意思をはっきりさせておけ、いざという時のために「事前指示書」を準備して、こういう時にはこういう治療をしてくれと決めておけ、というようなものばかりである。「人生、成り行き」なんて公言してくれるのは故・雲黒斎家元くらいか。

だが果して「本物の」自己決定がどのくらい可能なのか。

まず、当たり前のようでそうでないのは、「自己決定」とは、自分の希望が叶うことではないということである。「希望」を言えば、病気は治して欲しいに決まっている。治療の副作用はなくてすませてもらいたい。費用は少なく、時間は短く（以下略）、言い出したらきりがないが、大抵「そんなことできない」、でおしまいである。

そんな非現実的なことを要求するわけがない、バカにするなとお怒りの向きもあろうかと思うが、そうだろうか？　たとえば先に書いたように、全身に転移した癌の患者でも、7割から8割は「治る可能性がある」と思って抗癌剤治療を受けているという調査結果がある。人情としては分かるが、この「治る可能性がある」という思いが「非現実的な希望」であることに変わりはない。

ではそういう患者に向って、「あんたが受けている治療では、治ることは絶対にないのだよ」と念入りにダメを押して現実を認識させるのが「正しい」ことなのだろうか？　あなたが患者だったら、もしくは家族だったら、そういう「絶望を、正しく絶望と理解させる」説明を受けたいか？

仮に曖昧な部分を全部消去して、厳しい状況の全体像をクリアにして立ち向かうとするとこういう具合になる。

医者が口を開く。最近の治療はやたら金がかかります。統計的には生存期間延長が何か月、1年以上生存できる可能性が何十％、そのためにかかる費用が何百万、ということになります。これらすべてを俎上にのせ、さて治療すべきかどうかを検討する。そんな、どうせ助からない命のために虎の子の貯金を叩《はた》くことに、あなたの奥さんは乗り気でない。愕然としてあなたは叫ぶ。お前はそんなに冷たかったのか！

どのみち、あなたがどうこうできる範囲はそんなに大きくないのである。そのごく狭い範囲内の「決定」を自分でするために、家族の本音を含めすべての「闇」を知りたいという患者がどれほどいるのだろうか。ファジーな部分を残しておいた方が「幸せ」ではないか。

「意思決定プロセスのサポート」とは

患者本人が主に、家族が副に、決断を下すにあたって、医者は何をするかというと、「正しい」情報提供と、意思決定プロセスのサポートとされる。ここで「正しい」情報提供がいかに困難であるか（まともにそれをやろうとしたらどんな地雷を踏むか）、についてては見て来た通りだが、それでは意思決定プロセスのサポートというのは、さてどうすればよいのか。

医者にだって自分の人生観や死生観はある。それは、患者のそれと同じくらいしっかりしている、もしくは同じくらいいい加減である。「自分だったらこうする」というのを言いたい時もあるし、いや待て口を出すべきではないと思いとどまる時もある。公的な機関が何らかの「公式見解」をとりまとめて発表するような際には、後者の配慮が優先される。

２０１３年１月に、日本透析医学会が、「回復の見込みがない終末期の患者に、人工透析の実施を見合わせる場合の手順を検討し、提言案としてまとめた」ことが報道された。腎不全に対する血液透析は命の綱みたいなもので、中止すれば数日で死亡する。癌や老衰で「終末期」の患者で、意識状態が怪しかったりしても、「やめれば死ぬ」と分かっているから「惰性で」続けることは多い。

ＮＨＫの報道によると、この提言案では、判断する前提として、お定まりの「患者や家族に医学的な情報を十分に提供」および「患者の自己決定を尊重」を挙げた上で、次のようになっているということだった。

「多臓器不全などで、透析を実施すれば生命の危険があると判断した場合は、人工透析を見合わせる。また、終末期に、患者みずからか、患者に意思決定能力がない場合はその家族が、透析の導入や継続を拒否したときは、理由を十分に把握したうえで意思を尊重する」

そこで私は提言案全文も読んでみたが、ちょっとがっかりした。結局のところ、医者が「もうやめようよ」と言うのは、透析が技術的に不可能になった場合だけで、「やれるけれども」そして「やればさしあたりの命はつながるけれども」あえて中止する、という決断を下すのは本人もしくは家族のみ、ということである。実際の臨床の場で遭遇するのは、「なんのために手間暇掛けて、苦痛を耐え忍んで、透析を続けるのか。もう爺さん寿命だから諦めなよ」と喉元まで言葉が出るような状況である。だがそれを口に出すことは許されない。

同様のものとして、日本老年医学会が2012年、「高齢者の終末期の医療およびケア」に関する「立場表明」というのを出しているが、この中で「年齢による差別（エイジズム）に反対する」というのが第一番に出て来る。つまり、80歳だから、90歳になったから、もう諦めろ、ということはしない、というのである。

まあこれは当然のことであって、医者に、患者の生死もしくは「命の価値」に関わる判断を全部させろなんてことが言えるはずがない。そんなことを主張しようものなら私はビートたけしや雲黒斎家元と並んで「暴言クラブ」の仲間入りである。

ところがそうと分かってはいても、医者も時として衣の下の鎧が出てしまうことがある。

作家・団鬼六氏が腎不全になって、血液透析を行わなければ確実に死に至る、となった。本人は当初断固拒否していたが、担当医から「心臓も胃も、肝臓も腸も、全部丈夫でどこも悪くない。ダメになってるのは腎臓だけで、それで死ぬのはもったいない」と説得され「それもそうだなと思い直して」受入れたそうだ。

本来医者は、この当時の団さんのように、完璧な自由意思での自己決定ができる患者の「嫌だ」という判断を、何より尊重すべきである。しかし、本音のところでは医者側は、「完璧な自由意思で決定できる」状態の人間だからこそ、血液透析のような手段を使ってでも生き延びる価値がある、と考えているのである。そこであれこれ言葉を尽くして説得したのだろう。「心臓も胃も……」というのは言葉のアヤで、実際は「脳が丈夫なのに」というのが最大のポイントだったはずだ。明らかに医者の死生観が色濃く反映され、団さんは「説き伏せられた」のである。

その後、団さんは食道癌になり、かなり進行していたが、一応手術可能であった。医者は手術を勧めたが、ご本人は「年だから」と断った。これに対して医者が「それでも」と喰い下がった、という話はない。理由は簡単で、高齢のしかも透析中の患者に対する食道癌手術なんて、もともと見込みが薄くて強く勧められるようなものではないからである。

だから、私は先に、「患者がどうこうできる範囲は大きくない」と書いたが、医者にだって大して選択の幅があるわけではないのである。

だったらそのことを正直に白状すべきだ、と私は考える。いかにも非常に広い選択肢があって患者は自分の運命を自由に選べる、みたいに思わせるのは詐欺ではないか。

その一番の好例は、末期の癌患者などに対する「心臓が止まった時に心臓マッサージなどをしないでくれ」と向こうから言わせようとする「DNRオーダー（DNR：do not resuscitate, 蘇生術を行うなの意）」という「事前指示書」である。私がかつて勤務していたがんセンターで、そういうのを患者に出させようという動きがあった。それに対して「末期の患者が、やっぱりとことん蘇生術をやってくれ、って言ってきたらどうするんですか？」と私が聞いたところ、提案者の部長は「それが困るんだよね」と渋い顔をした。

ハナからこっちは、そんな時に蘇生術なんてやるつもりはない。何故なら全くの無駄だからである。じゃあそう言えばいい。どうして向こうからの「指示」という形にしないといけないのか。

はっきり誘導しなくても、説明の仕方で患者や家族の意思決定は大きく変わる。ピッツバーグ大学からの報告では、10％しか救命の可能性がない病態を仮定して、いよいよの時に「DNRオーダーを出すか」と尋ねると大多数の人は「蘇生努力をやってくれ」と答えるが、「自然経過に任せるか」および「普通は蘇生術をしないが」という聞き方にするとその割合は激減したという（Barnato AE, et al. Crit Care Med 2013;41:1686）。話は横道にそれるが、これを見ると、「みんながそうするならそっちにしよう」という考え方は日本人だけではないらしい。

私は、医療者の考えをはっきり伝えず、そのくせなんとかして自分らの意図する方向へ「自己決定」させたという形をとらせよう、という風潮が嫌いである。それが「患者のため」と信じるのであれば、きちんとそう説明して納得させるのが本筋ではないのか。

さて、「自己決定」ができる範囲が実は極めて狭いとしても、その中でやはり人間は決められずに苦しむものである。

「ドクター」の責任

フランツ・インゲルフィンガー教授は世界で最も権威ある医学雑誌『ニューイングランドジャーナル』の編集長をされた大先生で、食道癌の専門家だった。ところが専門家は往々にして自分の専門領域の病気になる。インゲルフィンガー先生もそうだった。いざなってみると、自分の知識は、自分の治療方針を決めるのに、全く役立たなかった。

具体的には、手術は一応できたのだが、その後に治療を追加するかどうかが決められず、とくに放射線治療を行うかどうかで迷ったらしい。友人も同僚も、心配していろんなことを勧めてくれる。こんなデータがある、あんな報告がある。だけどそんなことみんな、誰よりも患者本人が知っている。インゲルフィンガー先生は食道癌の第一人者なのだ。だが「データ」なんてすべて、他人の結果から出された、確率で表されるものだ。自分はどうすればよいのか。先生自身も、また家族（全員が医師であった）も答を出せず、ついに先生はノイローゼになった。

その時インゲルフィンガー先生を救ったのはある友人の、「君に必要なのは先生（"doctor"）だよ」という一言だった。翻然と悟った先生は、一人の有能な同僚を主治医として治療を任せ、自分はジャーナル編集長の職務に戻ることができた。

その経験をもとにしたインゲルフィンガー先生の遺稿が発表されている(Ingelfinger, FJ. Arrogance. New Engl J Med 1980;303:1507)。

先生は説く。「患者の目の前に『できること一覧』を並べ、"Go ahead and choose, it's your life"（あんたの人生なのだから、自分で選んでくれ）というだけの医者は、過ちを犯しているというほどではなくても、自分の義務を矮小化しているのである。……医者は、自分で責任を負わねばならない。患者に負わせてはいけない。……自分の修業や経験を駆使して、患者の前に具体策を提示しようとしないような医者は、『ドクター』の称号に値しない」

ここでは"physician"（医者）という言葉と、"doctor"という呼び名がはっきり区別されて用いられている。表題の"arrogance"という単語は、傲慢とか尊大という訳語がついている、あまりイメージの良くない言葉であるが、これとて、適切に用いて患者のためになる要素とすべし、と先生は主張する。とかく医者は権威主義とかなんとか批判されるが、それは必要なものでもあるのだ。

もう一つ。「自己決定」の本場は言うまでもなくアメリカだが、アメリカ人だって本当にそれが「善いこと」と信じているのかどうか、私は疑問に思っている。結局は「そうしないと訴えられる」というのが正直なところじゃないのか？

これは半分都市伝説みたいなものであるが、がんセンターからアメリカのメイヨー・クリニックに留学した医者が、こういう話を伝えている。メイヨーでは患者からインフォームド・コンセントをとらない。なぜなら、①メイヨーは世界一であるので、その治療方針は常に正しい。よって同意をとる必要はない。②経過が悪かった場合に同意をとらなかったといって訴えるような患者は、同意書にサインしていても訴える。

「俺たちは世界一だ」というアメリカ人の本音は、訴訟社会の建前より遥かに痛快ではないか。

だが、という反論はあろう。これらは昔の話じゃないか。今はそんな時代じゃない、と。私は30年やそこらで人情は変わらないと考えるが、そうおっしゃるなら最近の資料を探してみよう。

フロリダ大学のデイリー先生という人が、こういうことを書いている（Daily, KC. J Clin Oncol 2013;31:1371）。学生に対しては細かく、こういう風にしろとか、これはまだ無理だとか指導する。先生はその後で25歳の患者（1歳半の子供がいるのだ！）に対して、治療不能の脳腫瘍であること、これからどうするかということを話し合う。学生はこの面談に入れない。「まだ無理」だからだ。

先生ははっと気がつく。学生と、この患者は同年代である。それなのに自分は、学生は保護の対象である子供として扱う一方、患者には完全な大人として、生死や自分の死後残された幼児をどうするかについて、誰にも頼らず決めることを期待しているのだ。「これは実は、学生と患者が必要としていることの、ちょうど正反対なのではないか」とデイリー先生は嘆息する。

「自己決定」を信じない

私はどうやっているか、をここで書かねばならないだろう。私はたぶん、多くの医者よりも強く、「自分の考え」を勧めている。正直言ってその勧める度合いにはいろいろあって、団鬼六氏に対する透析の勧めと食道癌手術の勧めくらいの違いはある。

そして、私の勧告を、患者が拒否するのはもちろんＯＫである。というよりやむを得ない。ただその際、私はこう付け加えることが多い。「分かりました。だけどこの決定は、あなたの意向を聞いて、主治医の私が下したものです。私がどうしても了解できないものは、いくら患者さんの希望と言われても、行えません。だから、今後、経過が思わしくなかったとしても、私は自分の責任でそう決断したものとして、善後策を考えます」

私は、患者の「自己決定」を尊重しないのではない。ただそれを信じないのである。しかし、「中庸」は大切であり、そのためには自分がどっちに傾きやすいかを知って、その反対に自分をもっていくことが重要である、とアリストテレスが『ニコマコス倫理学』で言っている。これが私の目下の課題なのだろう。

5　なかなか死ねない社会

「人は死ぬ」ということを前提としない医療

どこのおばあちゃんも孫は可愛いのだろうが、大正元年生まれの私の祖母は、とりわけ私に甘かった。

兄貴はじめ他の孫達は健康に恵まれていたが、私は母が「どうせ育たないだろうからこれ以上苦しまないように首を絞めようか」と本気で悩んだくらいの重症喘息で、祖母にも心配をかけた。そのくせ、学校の成績だけは抜群だったので、その意味で「自慢の孫」でもあった。ただ、世話になっていてこんなことを言うのはどうかと思うが、大きくなった私は、祖母のあまりの溺愛ぶりに辟易することもあった。私が大学に入り、医者になった頃などは、往々にしてその感覚が態度に出てしまい、母に強く叱られた。

私が東京に出てから10年以上が経過し、郷里の祖母は徐々に弱って行った。腎臓がかなり悪くなり、もう危ないかも知れないという話を聞いた時、祖母は81か82だったはずである。私は同僚の腎臓内科の医者に尋ねた。先生、どうすればいいですかね。「80歳越えて、血液透析を導入しても、まず感謝されないな。良いことないぞ」。それ以上詳しく聞かなかったのは、私自身、これだけで「そうだろうな」と納得してしまったからである。

いよいよ危ないと母が知らせて来た。腎不全の進行とともに、心臓も悪化して、自律で心拍のリズムを刻むことができなくなった。私は予定をやりくりして、死ぬ2日前、祖母のところへ行った。祖母の意識はしっかりしていて「おまえとももうこれが最後だ、お別れだ」と言いながら私に抱きついて来た。私はどう答えたのか覚えていない。何も言わなかったのかも知れない。ただ、祖母を抱き返していた。長い間、何度となく抱きしめられた、しかしここしばらくずっと触れていなかった祖母の肥った身体は、以前よりもさらに柔らかく、弱々しくなっていたが、昔と同じ感覚だった。

母は後で、「お前はずっと、おばあちゃんによそよそしかったが、最後はちゃんとやってくれた」と私を褒めたが、本章のテーマはそんなことではない。

今、私の周りを見渡すと、80代や90代で血液透析やってる患者なんてザラである。「何歳越えたらそんなのやっても仕方ないぞ」なんて台詞は、絶えて久しく聞かない。たぶん今だったら、祖母は血液透析を導入され、さらに心臓にペースメーカーを入れられ、うまくすれば数年の寿命があったかも知れない。この間私の病院では、97歳の患者にペースメーカーの埋め込みをやっていた。

ではそういうのを祖母にやらなかったことを後悔しているのか、というと、全くない。あの、「80歳越えて透析やっても感謝されないぞ」という同僚の意見は、正しかったと思う。祖母は、そんなことをしながらの数年よりも、あの段階で死ぬことを前提に私と抱き合った数十分の方を満足して選んだことだろう、と信じて疑わない。

あれから20年も経っていないはずであるから、「現代の医学は」という言い方はおかしいが、現代の医学もしくは医療は、「人間は必ず死ぬ」ことを前提としていないのではないか。この肺炎は抗生物質で治る、この腎不全は透析で救命できる、この肺癌は抗癌剤が効くタイプである、この心不全は……そりゃあ、いつかはこの老人も死ぬだろうが、それは「今じゃないでしょ」。

96歳で心臓手術を受ける時代

そもそもは医者が悪いのか患者が悪いのか、という議論をしても不毛であるが、「どうしようもない」という言葉が、何か悪いことをした告白のように扱われている印象がある。「どうしようもないんですか！」と患者もしくは家族が詰問すると、医者は怯む。また摩訶不思議なことに、現代の医学は、「どうにかする」方法をひねり出して来る。まあ、やれとおっしゃるのなら……。

ちょっと前に、96歳の心不全の方に、人工心肺を回して手術をした、ということがあった。やれと言われればそこまでできるのだと、私が驚いたくらいだから読者はもっと驚いたことだろう。

96歳で心臓手術が受けられるこの時代、肺炎に対する抗生物質の点滴なんて「やって当然」の治療である。たとえ相手が全身の関節が拘縮した、何年も一言も発せず、全く意思の疎通がとれない痴呆老人であっても。

私が救命センターで研修していたころ、クモ膜下出血で不幸にして完全な植物状態になってしまった患者にたまたま胃癌が見つかり、それを担当医が手術したということがあった。脳外科医であった私の指導医は「ベジ（植物状態）の胃を切ったって？　バカじゃないのか！」と吐き捨てていた。こういう先生は今や稀で、どうかすると非難の対象になりかねない。「命の価値を勝手に判断している」からである。

私の岳父の母親つまり妻のおばあちゃんが、99歳で亡くなった。病名は胃癌であったが、大往生と言ってよいと思う。ところが、息子の一人が臨終に間に合わないかも知れないということになった。すると入所していたホスピスから、その間救命措置をしましょうかという申し出があったそうだ。あからさまな言い方をされなかったので何のことかよく分からなかった岳父が、私に相談してきた。

「いや、お義父さん、それって、心臓マッサージなんかをしてましょうかってことで、そんなのおばあちゃんが可哀想です」と慌てて止めた。99歳の末期胃癌の患者にそういうことをしようかとホスピスの医者が言ったというのは、つまり、「やってくれ」もしくは「どうしてやらないんだ」という家族が実際に存在するということである。

いずれにせよ死ぬのが難しい時代である。究極の「なかなか死ねない」状況として、こんなこともあった。患者は末期の心不全で、本当に「どうしようもない」状態になり、家族も納得して、あとは看取るだけ、のはずだった。ところがこの患者にはＩＣＤ（植込型除細動器）が入っていて、心停止につながるような不整脈が起った時にそれを感知して、除細動つまり不整脈を強制的にリセットする電気ショックがかかる。患者は心臓が止まりそうになるとその度に中から電気ショックを受け、心臓が「戻る」のである。

この除細動は、意識がある時に受けると「馬に蹴られたような衝撃」なのだそうだが、その末期の患者がどういう苦痛をそれによって受けていたかは分からない。ケアしているナースにはいつＩＣＤが作動したかが分かる。呼吸停止か、と思っていたら突然患者が目を見開いて身体がビクッと動き、その後で心電図モニターが「回復」する。これを5〜6回繰り返した後で、やっと患者は「死ぬことが出来た」。

この話を、自分もＩＣＤを入れているわが編集者に話すと、癌にも心停止にも、人権派弁護士からの告訴にも驚かない歴戦の猛者も、この、「強制蘇生によるなかなか死ねない状況」にはさすがに怖気をふるっていた。

「死ぬのを診る医者」の専業化

それはともかく、一般の臨床現場で死から目を背け、「どうしようもない」現実を否定して、「どうにかしようとする」ことを続けて行くと、奇妙なことが起る。死が特別なことのように扱われ、「死ぬのを診る医者」が専門として分業化してくるのである。

90歳の身寄りのない女性がいた。頭はしっかりしていて、身の回りのこともなんとかできていたが、原因不明の発熱で入院して来た。もちろん抗生物質その他を使いながら、もろもろ検査をしたが、診断ははっきりせず、次第に本人も弱ってきた。本人はナースにこう零《こぼ》したそうだ。「私もこの年だから、もういいんじゃないか。あの大震災で、若い人がいっぱい亡くなったというのに、私みたいな役に立たない年寄りが永らえていること自体が申し訳ない。あの時、私が死ねばよかったんだ」

これを聞きつけた若い担当医はこう判断した。本人は「死にたい」というようなことを言っている。これは精神医学用語でいうところの「希死念慮」に該当し、鬱病の症状である。よって、精神科に診てもらわなければならない。

私の友人の紳士はこの話に、「それはまことに上等なババァじゃないか。それがキチガイ扱いされるのか?」と、紳士らしからぬあまり品のよろしくない表現で呆れ果てていた。「普通の」医者は、90歳の婆さんが死ぬことを「異常だ」と思うのか?

一方、「死ぬところを専門に診る」医学の側である。在宅医療の現場のことはひとまず措く。医者の習性の一つとして、「専門」から「科学」ないし「学問」を作り上げるということがある。これが嵩じると、現場から乖離した机上の「終末医学」が幅を利かすことになりかねない。特に、そういう「学問」は大概アメリカから出て来るのだが、アメリカは教条主義的な国であり、「かくあるべし」という志向が強すぎる。さらに悪いことに日本はアメリカの追っかけであって、アメリカの輝かしい「学問的業績」に盲従する傾向が、どこの分野でもそうだろうが、ある。

この「学問」のパイオニア、アメリカの精神科医エリザベス・キューブラー＝ロスは『死と死ぬことについて』というそのものずばりの著書（『死ぬ瞬間』という邦題で読売新聞社から出ている）で、不治の病にかかった患者は否認→怒り→取引（なんとかできないか、何かにすがろうという心理）→抑鬱のプロセスを経て、最終的に「死の受容」に至る、と記している。

すぐお分かりのように、そんなのみんな同じように行くワケないのであり、実際にキューブラー＝ロス自身、「すべての患者がこのような経過をたどるのではない」と注釈をつけている。ところが多くの医療現場において、これは金科玉条になっている。なまじ末期医療に力を入れている、「熱心な」医者やナースに信奉者が多い。

その結果どうなるか。「死にたくない」とのたうち回って、一向に「死の受容」に行き着かない患者を、「これはどこかおかしい」と判断し、またしても「鬱病かなにかあるのではないか」と疑って、精神科行き、にしてしまう。

若いレジデントなどがそういう末期癌患者を何かというとすぐ精神科に送ろうとするのを見て、私は押しとどめる。お前なあ、精神科の先生に相談するのはいいけど、患者が自分の死を受け容れられないのなんて、当たり前じゃないか。それをビョーキ扱いにすることの方がよっぽどおかしい。レジデントはキョトンとする。だって「末期患者診療マニュアル」には「死の受容」って書いてあるのに。

幸いなことにキューブラー=ロスの原著はもちろん、あまりマニュアルの類も読んだことがない若いナース達の方が聞き分けは良い。私は「死の受容を、第一義的な目標とすべきではない」と話す。ご記憶の方もあるかと思うが、これは、私の尊敬する元同僚の精神科医の受け売りである。彼は、ホスピスの患者といえどやはり「死にたくはない」と思っており、自分が死ぬことを前提としたプログラムへの参加を拒否する、ということを目の当たりにして、この結論に達した。

本家本元アメリカでは正味のところどうなっているのか、について、私は詳しくない。論文に出て来るのは、なるべく早いうちから患者と末期のことについて話をしろ、早い時期からホスピスに入る準備をしておけ、それが患者のためであるし、またそういう話をしても患者の信頼を損ねるようなことはなく、むしろ高まる、なんてなことばかりである。どこまで額面通りにとってよいのか、私は眉唾と思っている。日本でこれを正直に「実践」した医者と喧嘩して私の外来に逃げて来た患者は数多い。

アメリカの論文では、無用な抗癌剤治療などはやめろ、と書いてある。それはその通りであるが、「死の一か月前以内に抗癌剤投与を受けたりすることのないように」というのがケアの目標に挙げられたりしていると、私みたいなへソ曲がりは、そこまで言うのは大きなお世話ではないか、と思ってしまう。とにかく「死にたくない」と、無理強引な治療に「賭ける」患者とそれにつきあう医者は、そんなに非難されるべきなのか?

少し前に私は、同級生から、その友人の奥さんの治療を頼まれた。なんでもアメリカ滞在中に稀な癌になり、いろんな化学療法が無効であって、今は治験薬みたいなものを試して辛うじて病勢がコントロールされているらしい。日本に帰って来るのは半年先、その後の治療を頼めないか。話を聞くと、半年先なんてまず無理だという状況だが、アメリカの担当医はそんな話は一切せず、治療を続けていたらしい。私が、一時帰国していた患者さんのご主人に厳しい見通しを話すと、ご主人は驚いた様子だったが、二月もしないうちに患者さんはアメリカで亡くなった。だから実際には向こうでも「無理な」

治療、「死ぬことを話すのを避ける」ケアが行われているのだろう。私はそのことをどうこう言うつもりはない。死を前にした患者への対応に苦労するのは当然である。

167万人の死をどうするか

医者が患者を死なせることに四苦八苦している間にも、自明のことが二つある。一つは言うまでもなく、人はすべてそのうち一度は死ぬということであるが、もう一つ、少なくとも我が国では、人口の高齢化の当然の帰結として、死ぬ人の数が増えてくる。

2013年5月19日の産経新聞の記事に、こういうのがあった。国立社会保障・人口問題研究所が2010年の国勢調査に基づいて予測した「地域別将来推計人口」によると、高齢者人口のピークは2042年の3878万人である。だが同じ高齢者でも年齢によって分かれる。65〜74歳は2016年の1761万人が頂点であり、当面増えるのは75歳以上である。そして2040年には現在より40万人多い167万人が死亡するそうである。

もう、死を「特殊領域」化して扱うことなどできっこないのは明らかであるが、果してずっと目を背け続けた医者は対応できるのか。

現在は、ごくおおざっぱに分けて、肺癌とか心筋梗塞とかの「病気」で死ぬのが4割、脳梗塞の後遺症など広い意味での「衰弱」で死ぬのが6割だそうだが、高齢者が多くなるということは後者の割合が高くなる。そうなると死ぬ前の「元気でない期間」も長くなり、ただでさえパンク寸前の病院はそれを収容しきれない。なに？　自宅で死にたいとおっしゃるか。それも良いが、ある意味入院以上に手厚い介護と医療サービスのない「在宅死」なんて、孤独死もしくは野垂死にと変らないではないか。結果、20年後には日比谷公園が老人の死体で溢れるという不気味な予測もある。

どこで死ぬのか。誰が「死なせる」のか。山田風太郎は、65歳になった志願者を日本武道館あたりに集めてガスで安楽死させろと書いた。大学で研究倫理を教える京都のK子先生は、「国立往生院」を作って１００歳になったら全員に行ってもらえと説いている。ビートたけしはかつて、「80歳以上は死刑！」と言った。わが編集者は、交通事故の犠牲者が70歳以上であれば、加害者は免責されるべきだと嘯《うそぶ》いている。

私にはいずれも荒唐無稽とは思えない。「数が多くなる」と「能率化」を図るのは我が国役人の常である。「死ににくい社会」が一気に「能率的に死なせる社会」に移行するかも知れない。

6　がんのメリット

安楽死は「自殺幇助」か

医学が発達した「おかげ」なのか「せい」なのか、とにかく死ににくくなった世の中である。私は患者の何人かから、一定以上の年齢になったらもしくは一定以下の心身の状態になったら、速やかにまた安らかに殺《や》っちゃってくれと依頼を受けている。これは結構、私の悩みのタネになっている。

何事によらず、「いいところに調整する」というのは、一方の極端に引っ張るよりも難しい。野球の試合なんかでも、全力を尽くして勝ちに行くとか、完全に投げ出してしまうとかはできるにしても、たとえば試合時間2時間20分で5対2の勝利を収めるように調整しろ、なんて言われてもできないだろう。また、便秘に対して下剤を処方することや、下痢に対して下痢止めを出すことは簡単だが、「なんとなくおかしい」腹具合を「快便」にもっていくのは至難の業である。

まして命を「いいところでちょうど消えるようにする」なんて、できようはずはない。落語「死神」でも、死神は「人間は寿命で死ぬんだ」と言い切っていて、死神といえどもそれを操作できているわけではないのである。人間の医者がそういうことにいかに無力であるのか、について私は、小説『見送ル』（新潮社）に書いた。

ただし、もとに「死に至る病」があって、その経過を、ブレーキ掛けたりアクセル踏んだりして、「いいところ」に調節するのは、なんとかできそうである。というより、私のような医者にとっては、それが最大の仕事なのかも知れない。これに着手することまでビビっていたらプロ失格であろう。

私は今、「ブレーキ掛けたりアクセル踏んだり」と書いたが、ブレーキはいいとして、人を「死なせる」のにアクセルふかすことがあるのか？　とお疑いの向きもあろう。もちろん、メインはブレーキの調節であるが、特殊な場合として、「アクセル」すなわち（積極的）安楽死というものがある。

安楽死が合法化されている国はスイス、オランダなどであり、アメリカは州別に分かれていて、1997年にオレゴン州、2008年にワシントン州で法制化された。「安楽死（euthanasia）」という言葉の他、「尊厳プログラム（dignity program）」というぼかした言い方があるが、そのものずばり、「医者の幇助による自殺（physician-assisted suicide）」とも呼ばれる。結局何を意味するか、これでお分かりになったと思う。

ごく当たり前のことだが、欧米でも安楽死は一般に受け入れられているか、というと、そんなことはない。「自殺幇助」の可否については激しい論争が続いている（New Engl J Med 2013;368:1450）。

反対派は、一旦これをOKにしてしまえば、医者は伝統としての「癒すもの」という役割を変質させてしまい、歯止めが利かなくなる、と主張する。実際、安楽死で患者が死にゆく現場に医者が立ち会っているのは1割もない。これは医者の務めの放棄ではないのか。一方、賛成派は、患者の苦痛を取り除くための手段の一つと捉えるべき、という。スイスでは、安楽死が増えるにつれ、自殺の総数は減った。実態調査を見ても、「濫用」されているということはない。

では、安楽死が合法化されると、どういう具合に人は死んでいくものだろうか。2013年になっていくつか、その「実態調査」報告がされているので見てみることにする。

シアトル（アメリカのワシントン州）にあるフレッド・ハッチンソン癌研究センターからの報告（Loggers ET, et al. New Engl J Med 2013;368:1417）では、２００９～２０１１年の約3年間で、１１４人の患者が「尊厳プログラム」に問い合わせてきた。相談の結果、「参加」をやめたり、考えているうちに亡くなったりした人が約３分の2で、40人が致死薬を処方され、うち24人が服用して死亡したという。多くは白人男性で、高学歴の患者であり、致死薬の処方は「患者にも家族にも好評であった」とコメントされている。

これから分かることとは、「安楽死」と呼ばれようと「尊厳死」と称えられようと、実際のことは「(医者による) 自殺幇助」に他ならないこと、またシアトルという町や病院の規模から考えて、参加する患者の数はきわめて少数であること、などである。論文の結論は、「このプログラムは患者と家族、それに医者に受け入れられた」というもので、いかにおっかなびっくりやっているのかということが読み取れる。

ヨーロッパからの報告（Pardon K, et al. J Clin Oncol 2013;31:1450）はもっと生々しい。ベルギーでは２００２年に、多くの議論の末に安楽死が合法化された。研究者たちは、ベルギーのフランダース地方で２００７年に書かれた死亡診断書から、書いた医者にアンケートを送り、積極的安楽死（要するに患者を「死なせる」こと）および消極的安楽死（延命措置を控えること）が行われたかどうかについて調査した。それを、1998年、つまり安楽死に関する議論が行われていたがまだ合法化されていなかった時期の調査と比較して報告している。

全部の結果をここでご紹介するスペースはない。積極的安楽死は癌死の9・3％、非癌死の3・6％に行われていたが、癌死での9・3％中2・5％、非癌死での3・6％中2・7％は患者からのはっきりした要請なしに行われたとある。ちなみに1998年の調査でも癌死の8・8％に積極的安楽死が行われていたが、その8・8％中6・5％が、「患者側からのはっきりした要請なし」のものであったそうだ。

どう考えても、この安楽死の「施行率」は、シアトルの報告よりも高い。しかも合法化以前からそうであるようだ。どうもオランダやベルギーでは、以前からこういう「文化」があって、つまり、癌患者を「死なせること」は、実のところ安楽死の合法化の前から行われていたのだが、合法化に伴い「大手を振って」患者もしくは家族と話ができて、「やれるようになった」、ということらしい。

もちろん論文では、「患者側からの要請もしくは公式な同意なしの安楽死」は倫理に悖《もと》るからやめるべきである、と書かれてはいるが、果たして大っぴらに患者家族と話して「合法的に」やるのと、医者が良心と倫理に苦しみながら己の責任でやってしまうのと、どちらが「人間的」かについては一概に結論付けられない。わが国では福田恆存先生が後者を主張している。

また、何らかの形での「延命措置の手控え」は癌患者の79・7％、非癌患者の65・4％に行われていた。そしてそれをするにあたって非癌患者では83・5％で患者家族と話がされていたが、癌患者ではそれは69・7％に過ぎなかった。

要するに、医者の側が、死に直面した癌患者には「延命よりも症状の緩和を優先するのが当たり前」と考える傾向があり、一々家族に断ったりしなかった、ということである。

癌はその経過や性質から、それ以外の病気とは別格に考えられているので、末期患者の方針決定にも癌と非癌で違いが出てくるのではないか、と想定されていた。これを裏付けるデータが出てきたことになる。こうした考え方もしくはやり方が良いか悪いか、についてはここではコメントしない。

「諦めきれない」不幸

人間はどうせ最後は死んでしまうのだから、癌だけを特別視する理由はないはずだが、当事者にとって「諦められる」かどうかというのは非常に重要である。本人が諦めきれずに、苦しい処置や治療を耐え抜こうとするのはまだ仕方がないが、周囲が「諦めきれずに」本人に、客観的には無理難題の苦行にしかならないことを強いて、「頑張れ」とか叱咤激励するのは見ているのもつらい。時として、医者の側がこの「諦められない周囲」の一人になることがある、ということも我々は反省すべきだろう。

「癌の末期」という言葉は非常に漠然としていて、生命予後（あとどのくらい生きられるか）の観点からすると、同じように短い病態はいくつもある。また末期「癌」の種類によっても生命予後は変わる。しかし「癌の末期」と言われれば、ある程度みんな納得する。じゃあ仕方がない。あまり本人を苦しめないようにしよう。そういうコンセンサスが周囲にできることは、末期医療においては案外重要である。

もちろん「癌だから」一律に諦めるのが正しい、というわけではない。進行癌が残っているのが分かっていても、侵襲的な（患者の身体に負担を強いる）診療をせねばならないことはある。ただし「癌があるのに」ということは、そういう行為が正当化されるかどうか、一歩下がって考えるとっかかりにはなる。我々の医療行為はどうかすると「やりすぎ」になりがちであるので、それを抑えるチェックが働くのは悪いことではない。

蛇足だが、患者がコミュニティから宗教的なサポートを受けていると、つまりまわりに神父さんやら牧師さんやらがいて宗教的な世話焼きが行われているような環境だと、患者はホスピスに行ったりせず「とことん」治療を受けることになってしまいがちだ、という報告がある（Balboni TA, et al. JAMA Intern Med 2013;173:1109）。どうも特にアメリカのような一神教では、神様が出てきて「奇蹟を信じろ」なんていうお節介がよくあるらしい。

そういう、「諦めきれずに」引っ張られて余分に辛い目に遭う、てなことが少ないということの他にも、癌もしくは癌で死ぬことには、いくつかのメリットがある。

わが編集者は10年前に心室細動を起こし、突然心臓が止まってしまった。その時は苦しいも何もなく、「人生のことが走馬灯のように云々」なんてこともなく、ただスーッと意識がなくなったそうだ。そのままであれば本人はまことに「楽な死に方」をしたことになる。それはそれで良いのかもしれないが、周りの人間は堪ったものではない。

私の知るある名人外科医は、70歳を過ぎてからも世界を飛び回って手術をしまくっていた。1泊3日で南米に行き、3件手術して帰ってくる、なんてこともザラだったらしい。その先生が心筋梗塞で突然死された時、息子さんのこれも外科医は、途方に暮れたという。とにかくあちこちに予定を作っているはずだが、ご自分で全部管理していたので、誰にも分からない。国内はまだ広報できても、ロシアやブラジルの約束なんて、先方から連絡してくれない限り、断ろうにも断れない。本人もまさか自分が死ぬとは思っていなかったのである。

その点、「予定が立つ」ということは癌死の長所である。周囲への迷惑が最小限ですむ。「予定が立つ」ということは、「先が見える」ことでもあるので、悪くすると本人は余命を区切られ、死の恐怖に怯えながら、また、今は大丈夫でもこれから出てくるであろう症状に不安を抱きながら、闘病することになる。これが「癌は恐ろしい」といわれる最大の原因であろう。

しかし裏を返せば、「先が見える」ことは良いことでもある。痴呆老人の介護で何が大変といって、「先が見えない」のが一番辛いところであろう。ちょっと申し上げにくいことではあるが、「癌である」「末期である」という病人に対しては、家族も優しいことが多い。「もう先が見えている」のだから、そこまでは優しくしようという余裕が生まれるのである。これが患者本人のメリットに直結するのは当然である。

もう一つ。最近の大病院は、大抵が「急性期病院」を名乗っていて、「さしあたり」の治療が終われば、退院しろだの、できなければ転院しろだのということになる。それは病気や怪我が治ったから、ではない。「もうこれ以上はどうしようもないから」、身も蓋もなく言えば「観念して」、病院から出て行ってくれということである。長期入院は困る。しかしこの場合でも、「もう先が見えている」癌患者には配慮がされることが多い。私もよく、「ちょっと入院が長引いているけど、この人は癌で、どうせそのうち死んでくれるから、転院とかなんとか言わなくていいだろ」と病棟スタッフに頼んだりする。

これは患者の方でも、勘のいい人は気づいている。漫画家西原理恵子さんの元夫の鴨志田穣氏は、アルコール依存症で入退院を繰り返し、最期は腎臓癌で亡くなった。癌での闘病中、鴨ちゃんは、「ガンって良い病気だな。こんなにみんなに大事にされて。アルコール病棟のみんなはどうしているだろう」と言っていた、というのは西原さんが描いたものにあった。

なんとなく、他の病気よりも「癌の患者には優しくしよう」という国民的感覚があるように思える。それ自体は別に悪いことではないだろうが、やや不適切な表現を使えばそれに「つけ込んでいるのではないか」と勘ぐりたくなることもある。

鴨志田さんほど鋭くはない有名人が「自分も癌になった」とか「告白」して、あえて言えばやや自慢気に闘病記などを書き、ほとんど「売り」にしているようなのをちょいちょい見かける。正直言うと私は、少なからず鼻白む感覚を抱いてしまう。こんな「大したことない癌」よりよほどひどい、嫌な病気で苦しんでいる人は世の中にいっぱいいるのに、こいつは何様のつもりなのだろうか。

「死ぬなら癌がいい」の真意

さて高齢化時代である。高齢者も癌になる、というより、癌は高齢者の病気でもある。治る癌なら手術その他で治してしまって、そうでなければどうせ治りもしないのに抗癌剤などの治療は受けたって仕方がない、というのが一般的な考えと思われるが、そうだろうか。

一定以上の年齢になって、癌を「治してしまう」と、その後がかえって困ることになりかねない。85歳の患者さんは、癌は治っても、30年も生きられるわけではないし、癌が消えたからといって若返るわけでもないのである。もう死にたい、ということになっても、治った病気はあなたを殺してはくれない。安楽死も癌患者優先、というのはベルギーの報告にある通りである。

何歳になっても「癌の患者である」ならば、医療施設もそれなりの対応をしてくれるが、そうでない「ただの老衰」の受け容れ先は、今後ますます厳しくなる。家族も、「先が見えない」弱っていく老人は、持て余すだけである。「あと3か月」とかであれば優しくもできるが。

「死ぬなら癌がいい」と医者が言っているのをお聞きになったことがおありのことと思う。あれは別に、気障や韜晦《とうかい》で言っているのではない、ということがお分かりいただけたであろうか。

7 生身の医者は絶滅寸前

治療は効かないと強調する医者

私はかつて、国立がんセンター中央病院に13年間勤務した。今は外にいて、患者を紹介したり紹介されたりする。やりとりする相手のスタッフが、昔教えたレジデントだったりすることも多くなった。向こうからすると私は煙たいだろうが、私はなるべくその負担にならないよう、私なりに配慮しているつもりである。

それでも、小言めいたことを言わねばならなくなってしまうことが時々ある。多くは、私自身が在職していた時のがんセンターの欠点と同じであるから、私にも責任があるのだろう。

まず一つは、少なくとも私の目から見て、患者に過度の「自己決定」を強いるということである。これはすでに述べたので、ここでは割愛する。

最近ちょっと目につくのは、紹介した患者に対して、治療効果について「とにかく期待するな」、とネガティブな説明をされることである。これは私自身もそういうことをやったのであまり強く文句は言えない。患者が過度に楽観的で「治る気でいる」と困ることはあるのだ。

ところが、十分に分かっている患者に、必要以上に、傷口に塩を塗り込むように、「治療は辛いぞ、効かないぞ」という説明をする医者もいる。お前はあの「抗癌剤はすべて効かない」のK先生の回し者か。じゃあK先生のごとく、治療しないのかというと、やっているのである。なんか、わが子を谷底に突き落とすライオンみたいだな。這い上がってくる患者だけを診療の対象にするのか。

こういうのは若いスタッフに多い。要するに、「この患者はこれくらい分かっている」という見極めがつかないので、後でうまくいかなかった時に責任を問われないかと心配で仕方がないのだろう。

もう一つおまけにこういう時、「それで、悪くなった時に、がんセンターは最後まで面倒を見ません。紹介医に戻ってもらうなり、ホスピスに行っていただくなりする」と念押しをするのも多い。これは「治らない」のを承知で、それでもこれから治療をしていこうという患者にとっては非常に辛い台詞である。

だから私は患者を送り出す時には、「向こうでは悪くなったらもう診ないとかなんとか言われるかも知れないが、気にしないで聞き流してください。そうなったら私が診るから大丈夫だ」と前もって言い含めておかねばならない。

こんな逃げ腰で、患者の信頼を得ることができるのか？　医者の方が「自分には頼るな」と言ってるようなもので、そんなんじゃあ、「自分に任せておけ、治してやる」と大ボラを吹く民間医療にも負けてしまうだろう。

ああいう民間医療は、ほとんどが入院施設のないクリニックで、いざ悪くなった時に「うちは入院ができないのでどこかよそへ行け」という卑怯な逃げ口上をちゃんと準備している。それを我々は非難するが、こっちの方が最初から「最後まで面倒見ませんよ。それでもいいですね」と言質を取っておくのでは、患者から見ればどっこいどっこいの無責任ではないだろうか。

裏切りか不人情か

ではお前はどうだったか、と聞かれると辛い。確かに私もよその施設にいわゆる「治療の対象にならない」患者のケアを依頼したりした。患者が完全にこちらに頼っているのに、「いよいよになってから」のアウトソーシングは裏切りのようだし、とはいえ最初からの「宣言」は不人情である。その兼ね合いは非常に難しい。

がんセンターから一般病院に移り、現在の私は、少なくとも癌の患者については「最期まで診る」ことがある程度自由にできる。ただそうなると、非常に奇妙なことが起こる。

今の病院で、私は、最初からそのつもりで、つまりはこの患者を看取るつもりで診療するとする。一方、がんセンターでの私は、そういう時はホスピスなどに紹介するつもりでいた。また患者や家族も（周りを見て）それを覚悟していることが多かった。それでも、何かの巡り合わせで「たまたま」その患者を最期まで診ることになることがあった。前者の方がはるかに良心的な、もしくは善意に基づく医療のはずである。ところが後者の、すなわちこちらは逃げるつもりが「逃げきれなくなってやむを得ず」、最期を看取る「羽目になる」場合の方が、患者や家族からの「感謝」の度合いは圧倒的に大きい。皮肉なものである。

それはともかく、話を癌に限らないと、同じ構図は、ほぼすべての「大病院」にあてはまる。前章でも述べたが、それらは「急性期病院」であって、それが過ぎて「症状が固定したら」、すなわちもうそれ以上良くも悪くもならなくなって、「やることがなくなったら」、退院してもらう。医学的な、または社会的な理由で自宅へ戻れないのであれば、転院してもらう。転院先は、ホスピスであったり、リハビリ病院であったり、中小の個人病院であったりする。もしくは老健施設などになる。

「症状が固定する」というのは、「安定した」という意味では、必ずしもない。脳梗塞の後遺症が残って起き上がれないとか、意識が戻らないとかいう場合を想定してもらえば明らかだろう。今後また合併症が出て、それが生命を脅かす場合も多い。だけどもう、急性期病院では「やることがない」のである。

大体において、「急性期」大病院はスタッフもそろっていて、なにより建物も新しいことが多い。誰だってどうせ死ぬなら綺麗なところで死にたい。わが編集者は私ががんセンターから別の病院に異動した時、病院をじろじろ見回って、「建物も綺麗だし、事務や看護職員の感じも良い」と合格点をつけた。「なにせ、俺の死に場所だと思えば、チェックしておかないとな」、とわが編集者が言えるのは、「転院」とかなんとかいう話になるのであれば、その前に私が彼を安楽死させる、という約束ができているからである。

感傷的なことを言えば、私は「急性期病院」という概念が嫌いである。なんだか、機械の修理工場のような気がする。しかしそういうことを言っていても仕方がない。医療を効率的に提供するためには、必要なシステムなのだろう。

「効率化」の正当性

前置きが長くなったが、本章の主題はこの「効率化」である。私はこれまでに、終末期医療の分業化が起って、それが特殊領域のようなことになっていると指摘したが、もちろんそれも効率化の一部である。

本論の前に、「効率化」を正当化しておかねばならない。なんたって医療は「人を助ける」のが本義であるから、それだけの設備と人員が揃った施設には、その仕事をやってもらわないといけない。重症患者（しかも適切な医療を行えば助かる患者）が担ぎ込まれて来たのに、老衰や植物状態の患者でベッドが占拠されていたのではやはりまずいのである。そういう患者や家族が、「居心地が良いから」という理由で居座ってしまうのは、エゴと言われても仕方がなかろう。

問題は、そういう「急性期医療」をやる医療者が、そこを過ぎた患者に興味を失い、当然のように「ここから先は自分たちの仕事ではない」と判断してしまうことである。あとは、在宅医療や中小病院、老健施設などの仕事だ。私は拙著『衆愚の病理』（新潮新書）で、これを「敗戦処理」として論じた。

最近よく、「大病院での終末ケア」はこんなにひどい、在宅医療の何々先生のおかげで助かった、というようなレポートを目にする。在宅医療の先生方の能力や努力はもちろん敬服に値するが、大病院のスタッフも、無能な連中が揃っているということではない。単に、「自分の仕事ではない」から「やる気が出ない」のである。

「今」の問題だけならまだ良い。それよりも前でも、どうせそのうちこの患者はそうなる、ということが見えてしまっている状況では、先に挙げたがんセンターのごとく、「ここから先は私らの仕事ではありませんよ、頼らないで下さいね」ということを予め確認しておきたくなる。私らのような海千山千の「狡い」輩は、まず患者との関係を築いた上で、そのうちなんだかんだと小出しにするのであるが、若い人は己の仕事に「専念」するために、先に終点までのコースと、自分の「担当領域」を明示しておかないと、余分な仕事（敗戦処理）までやらされないかと心配になるようである。

効率化を進めると「心」が失われる、なんてベタな議論はしたくはないし、そんなの産業革命以来ずっとあった話で、今さらと言えばこれほど今さらのことはない。だがしかし、第一線の医療者がすべて修理工の行動原理で動いてよいものかどうか、頭の隅のどこかにひっかけておいても罰は当るまい。

加えて私は、医療における効率化は、「修理工場」のパフォーマンスを悪化させる要素も含むのではないかと危惧している。

今は多くの大病院が、電子カルテを使っている。以前の手書きのカルテは、つい書くのをサボってしまいがちだったが、電子カルテは病棟に行かなくてもどこの端末からも入力でき、研修医のカルテを見ても記載漏れはほとんどない。

ところがよく見ると、時としてその記載のほとんどはコピー&ペーストである。患者の血液検査データがあり、CTがあり、心筋シンチがあり、すべてカルテに転載されていて、その評価もされているが、お腹を触診してここを痛がってるとか、呼吸の音がここで弱いとかいうことは、何日も書いていない。

カルテは、患者を診なくても書けるのである。治療方針は、病棟に行かなくても立てられるのである。こういうのは本場アメリカでも問題になっていて、「患者のアイコン化」もしくは“iPatient”と揶揄されている（Verghese, A. New Engl J Med 2008; 359:2748）。それで支障はないのか？「心」の問題を度外視するにしても、これでは落し穴が待っているに決まっている。理由を記すのは不要であろうが、ヤボを承知で書くと、私は、患者の顔を見ずに、また患者の身体に触らずに、診療する自信はない。とはいいながらこの「効率化」の流れは止まるまい。次に来るべきものと私が予想するのは、患者や家族への説明のそれである。理由は簡単で、何といってもこれが一番医者の、少なくとも私のような医者の時間を食うからである。

日本のがんセンターで治験に入るような場合、病態と治療法の解説や治験薬の説明などは医者がやり、参加の同意を取ったあとで、研究コーディネーターと称する人達が、実際の手続きやスケジュールなどを事細かに説明してくれる。アメリカなんかでは医者は一般論をワッとまくしたてるだけで、ドンと厚い書類を置き、治験の説明なんかはすべてコーディネーターにやらせる。「医者は忙しいから、分業して効率化を図る」ためであるのは言うまでもない。ただ、これらはまだ、専門の人間が対応してくれる。日本でも研究コーディネーターはナースや薬剤師などの出身で、専門知識もあり、医者なんかよりはるかに優しい。

親切なコンピューター

私が予測するに、そのうち、治験でない一般的な治療の説明も、医者がやらなくなる。他のスタッフにやらせるのかというと、ナースもみな忙しくてそれどころではない。コンピューターによる案内などに取って代わられるのではないか。

一般的な雛形の説明のあとで、質問は？　とタッチパネルに出る。大概のものにはコンピューターは答えられる。というか、答えられないような予想外の質問は人間の医者も「分からない」。

アメリカはメリーランド州のソトス先生という人が、「機械による説明」の未来像を、SFチックに描いている（Sotos, GA. J Clin Oncol 2013;31:1792）。客観的なデータに基づき、決して間違わないコンピューターによって計算された結果が、約束の9時きっかりに現れた人型のロボットによって患者に伝えられる。「あなたはステージ4の肺癌で、肝臓と副腎、それに椎体と脳に転移がありますが、まだ小さいので症状になってはいません。これこれの遺伝子タイプがあり、この種の肺癌は化学療法抵抗性で、一般的な余命は8・1か月です。この遺伝子型に効果をもつ薬はまだありませんが、開発されたら自動的にお知らせが行きます。他の治療法は有効性のデータが乏しいので、あなたの保険ではカバーされません。24時間以内に、治療についてのご意向をお知らせくださ い。では良い一日を」。涙にくれる患者が時計を見ると9時5分。なんと能率的な。

これはちょっと戯画的に過ぎている。実際の機械による説明は、もっと「人間的」になるだろう。同じような質問を何度もしても、コンピューターはその度に「親切に」答えてくれる。逆に、問診に対してこちらが考え込んだりしても、コンピューターはいつまでも待ってくれる。忙しいと時間を気にするのは人間の医者の方だ。

実際に、初診外来での「どうしました？」というような問診を機械にやらせたところ、患者には非常に好評だったという。機械はせかしたり、いらついたりしない。「人間が機械的になると、機械の方が人間的になる」ということだった。

さらにそのうち、介護などはロボットが主役になってくるだろう。映画なんかと違って、「こんな仕事は嫌だ！」と反乱するのは、ロボットよりもむしろ人間の方ではなかろうか。

そして、「もはやることがない」と人間の医者が匙を投げた瀕死の患者の診療も、コンピューターが主体になっていく。患者に優しい、「人間的な」会話プログラムを作ることは、初歩的なコンピューターでも極めて容易だそうである。私はその「会話」を読んだことがあるが、それはまさしく衝撃であった。

「人間の医者の仕事」はどこまでなのだろうか。もし「急性期の医療」、すなわち「患者を助けること」がメインだとすると、「敗戦処理」その他の雑用を分業化し、そして機械にやらせることは非常に合理的である。だって、そもそも医者が、「そういうことをやりたくない」、「自分の仕事ではない」と思うのなら、やり方もヘタクソであろう。機械に任せた方がよっぽど良い。

反論はあろう。在宅医療やホスピスケアなど、まさにそこの領域を「自分の仕事」とされている先生方も多いのではないか。その通りだろう。しかし、十分とは言えないのは誰の目にも明らかである。そして前述したように、少なくとも日本ではこれから、死ぬ人間の数は飛躍的に増える。私が厚生労働省の役人なら、これから末期医療に関わる人材を作ろう増やそう、などというまどろっこしくてコストもかかることをせず、「機械による効率化」を目指すね。

これからの時代、日帰りで東京―博多を往復したりするのは貧乏人で、本当に豊かな旅は、歩くことだ。ただし歩くといっても、くたびれてヘトヘトになるまで歩くのは本物の貧乏人である。そうではなくて、すぐに休んで、その度に宿で芸者揚げてどんちゃん騒ぎでもしながらゆっくり旅をする、それが豊かというものだ、と人間国宝・柳家小三治師匠が皮肉っている（『ま・く・ら』講談社文庫）。

あなたは、人間の医者と生身の看護婦の世話を受けて死にたいと思われるだろうか。もしかするとそれは、「小三治の旅」レベルの、ほとんど酔狂人の道楽みたいな贅沢になるのかも知れない。

8　命に上下は存在する

命は平等なのか

Ｉ病院は、福島県浜通りにある、県内有数の大病院である。私は、２０１０年11月に講演でお邪魔したが、職員の方達はみなまことに親切であった。

先日私は、病院の図書室で２０１１年のＩ病院年報を見つけた。そこには、他の年と同じように２０１０年の診療実績の統計や、症例報告、剖検記録などがきちんと記されており、「院内講演会」の項目には私の名前まで記載されていた。しかしもちろん、この２０１１年年報の主体は、大震災時の記録である。

Ｉ病院は災害医療の中心も担わなければならない。原発事故の影響に脅えつつ、今ここにいる病人や怪我人の治療にあたるスタッフの姿は、感動的などという陳腐な形容を越えて鬼気迫るものがある。もともと予定していた定時の、胃癌や子宮筋腫などの手術はキャンセルし、またそういう手術をやった後の患者はなるべく早く退院してもらう。緊急患者の診療に備えてシフトを敷くのである。

そこにあるのは綺麗事の人道主義だけではない。私は、I病院の外科部長K先生の手記にあった、次の一文を読んで、唸ってしまった。

「消化器癌の術後間もない患者を無理して退院させ空けたベッドに、レスピレーターにつながった寝たきり老人が転院してくるのを見て、自分たちが何を目指しているのかを見失ってしまったかのような感覚だった」

以下は、私がこの文章に接して考えたことであり、K先生の趣旨や本意とは別である。言うまでもなく文責はすべて私にある。

命の価値に、上下はなく、みな平等だという。そうだろうか。

非常時に、出来うる限り多くの命を救わねばならない。そのため、本来ならばまだ入院して経過観察を行うべきである術後の患者に、「ベッドを空けなければいけないから、次の患者を診療しなければならないから」と拝み倒して、その患者における多少のリスクを冒してまで「出て行って」もらう。そうまでして空けたベッドに、「もともと寝たきり」の老人が、人工呼吸器につなげられた「重症」として入って来た。

平時であれば、回復の見込みは乏しく無用に苦しめるだけ、ということを家族らと十分に話をし、このお年寄りは、人工呼吸器などというような過激な治療を受けず、自然に亡くなるに任せた、という可能性も高い。しかし非常時のどたばたで、そういう打ち合わせをする暇などなく、「やってしまった」のである。一旦つけた人工呼吸器は、外す訳にはいかない。そんなことをすると、下手すれば殺人罪に問われるということは、私も何度か指摘した。

かくしてこのお年寄りは、「重症患者」として貴重なベッドに越してきたのである。だけど、助かる見込みは薄い。助かったところで、もともとが寝たきりである。今回のことで体力を使い果たし、「もっと動けない寝たきり」になるのは明らかである。

だったら、他に助けるべき患者がいるのではないのか？　もしいないとしたら、その前にそのベッドにいた癌の術後の患者を戻して、確実に回復するまで治療すべきではなかったのか？　あの患者は、折角「癌が治った」ところだったのだ。万一合併症を起こして不幸な転帰になったら、すべてが水泡に帰すではないか。そしてその代償が、「助かっても寝たきり」の、この老人なのか？

災害時などにおいて、どういう患者を優先的に治療するか、と決めることをトリアージという。放っておいても大事に至らないような軽症者は後回し、何やっても助からないような患者は申し訳ないが諦める、そして「やれば助かる」重症者を優先するのである。

これ自体は、実際にその場で後回しにされたり諦められたりした当事者になったら愉快ではないだろうが、まずどなたも納得していただけると思う。問題は、通常はその切り分けの基準は医学的な重症度であるが、それ以外の、社会的な要素を「命の価値」として勘定に入れることは許されないのか、ということである。「助かるかも知れない」ことは同じとして、「助かったら女房子供を養う壮年」と「助かったらその壮年に世話になる寝たきりの年寄り」とは、命に上下がない以上、同等に扱うべきなのだろうか。

「命の値段」を決めるもの

私がかつて研修医として勤務した救命センターでも、時として満床に近くなり、受け入れを制限せざるを得ないような状況があった。そういう時、指導医は、電話番として消防庁からの救急要請を受ける私ら研修医どもに、「いいかお前ら」と指示をした。もちろん、「俺たちが引き受けた患者は助かる可能性が高くなる」ことを前提としたものである。

「労災は、受ける。自殺（未遂）は、断る。交通事故は、その時考える」

「その時考える」とは、暴走族が自分でどこかに突っ込んだ、というようなのは断る、という意味である。そしてこの先生は、いつも最後にこう付け加えた。「子供は、何があっても、受ける」

明らかにこれは、「最大限の努力をして、助ける価値のある命」と「そうでない命」を分けている。そして私は、これを当然と思った。別に、指導医に脅されてそう思ったわけではない。私も当時25を越えたいい大人であり、自分なりに考えて「命には上下がある」と判断したのである。念仏の如く「命の平等」を唱える「良識的な」連中より、「自殺未遂や暴走族の自爆は、俺たちが治療しなくていい」と傲然と言い放つわが指導医の方が正しい、と思ったのである。

しからばどのようにして人は（あるいは私は）、「人命の価値」をつけるのか。

最も有力な手段は、経済的な計算である。私が先に、「（治ったら）稼いで女房子供を養う人間」と「（治ったら）世話になり続ける老人」とを区別するかのように書いたのも、主な基準は「カネ」ということになる。しかしさすがに、カネで命を決めるのはいかがなものか、と思われるだろうか。

増え続ける医療費、という問題は万国共通であり、例外を除いて全世界に、「命の値段はいくらか」という「命題」がのしかかっている。人は未来永劫に生きるものではないから、ある時の事故や病気を乗り切ったとしても、いつかは死ぬ。だから医療の目的は「治癒」といえども「延命」になり、命の値段は、一人の寿命を1年延ばす（治癒させる場合は、次の病気や事故で、幸いにして何もなければ老衰で、死ぬまで）のにどのくらいかかるか、という指標で計算される。

いろんな考え方があるが、WHOの考えでは、やはりこれは各国の経済状況によって左右されるのはやむを得ない、として、一人当たりGDPの3倍をその基準にしているということである（Sullivan R, et al. Lancet Oncol 2011;12:933）。日本では2012年の一人当たり名目GDPが約371万円だそうだから、3倍して約1100万円となる。「一人1年」の延命効果を示すのに、これ以上の費用がかかる治療はコストパフォーマンスとして見合わない、ということである。

この計算は、一人一人の価値を分けて決めつけるものではないのだが、しかし「各国のＧＤＰにあわせた基準」なのであるから、やはり国の貧富によって命に（値段の）上下を認めたものと批判されても仕方がない。けれどもこういうものは厳然たる事実として存在する。それはたとえば、発展途上国の飛行機事故で死んだ遺族への補償額が、我々からすると「たったそれだけ？」である時に明らかになる。

ところで私は、「命の値段を決める」命題には「例外」がある、と書いた。実はこれはアメリカで、アメリカの保守派は「命の値段」をつけることに強く反対している。命はプライスレスであるので、どんなにカネがかかっても仕方がない。アメリカでは、「薬価が高過ぎてコストパフォーマンスが悪い」という理由で新薬の承認が下りない、ということはない。どんなに高くても、効果がわずかでも、命には代えられない、というのが理屈である。

よく言うよ、と読者が思われるのはもっともである。要するに、それだけカネに余裕がある人間は、糸目をつけず高額医療を受けてよい、ということで、その一方、保険にも入れない貧乏人はまともな医療を受けられない。だから結局のところ、「命の値段を決めるべし」というＷＨＯも、それに反対するアメリカも、双方とも命の価値が経済つまりカネに左右されるのを認めていることになる。

てしまう。

「大切な命」とはそもそも何か

ここまでの話だと、命の価値には上下がある、そしてそれを決める要素の、少なくとも一部（それもかなりの部分）は経済的なものである、という身も蓋もないことになってしまう。

当然のことながら、反発はあろうと思う。それは①命にはもともと上下などない、みな平等だ、という見解と、②あるにしてもそれが経済的なこと、つまりカネによってではならない、というものが考えられる。前者について私はあまり説得力をもつ議論にお目にかかったことがないが、問題は②であって、私もカネがすべてではあんまりだ、と思う。カネは便利な指標であるが、そうであるからこそ、忌避すべきものではないのか。

話がずれるが、世の中で患者のことを「患者様」と呼んでいる医療者は、命の価値をカネで判断することに嬉々として加担しているのである。だって、「患者様」というからにはつまり「お客様」扱いなんだろ？　そうしたらトリアージなんてできるはずもなく、やるとしたら「太いお客」を優先するに決まってるじゃないか。

これはともかく、カネではないとしたら、何が「命の価値」を決めるのだろうか。

それを考える前に、「大切な命」とはそもそも何を指すのか、を振り返ってみる。

今、私達の多くは、妊娠中絶を許容している。曽野綾子さんのように、これは人間性に反するものと切って捨てられる立場は分かりやすい。しかし日本での多数派や、欧米でもリベラルと称する立場の人間は、中絶を「事情によっては」やむを得ぬものとして考えている。そういう命は、「平等」に扱われていないことは明らかである。

ちなみに、人間はどこから人間かというと、生まれてオギャーと息をした時からが人間であって、それまで、つまり母親の胎内で、母体の血流に依存している間は「人間ではない」から「命」として扱わなくても良い、というベラボーな議論も実はある。けれどどう考えてもこんなので納得はできないであろう。

出生前診断によって、障害があることが明らかになった胎児は、中絶される可能性が高い。というより、それを「事前」にチェックして、「対策」をとるのが出生前診断なのである。だから、この「診断」を認めるということは、命に上下をつけるどころか一定の基準を作って、この世に「採用」するか「不採用」とするかを容認していることになる。

これも、そんな所業は神をも恐れぬものと完全に否定する立場もあるが、多数派は、親の「事情」をつい考えてしまって、「仕方がないか」という呻きとともに「理解」を示すのではなかろうか。むろん、遺伝子に操作を加えて親の望む外見や身体および知的能力を持たせるという、いわゆる「デザイナーベイビー」の出産、となると一般には拒否されるだろう。この許容範囲の境界は不鮮明である。

一方で、「生まれて来てしまった命」については、それを奪うことは殺人になる。どういう障害をもった子供でも、全力を尽くして救命にあたる。

ある女性代議士が、どうしても子供が欲しいということで、卵子提供を受けかなり無理をして出産した。その子は重大な障害をいくつも抱え、何度も手術を受け、ほとんどを病院で過ごしている。この場合、出産そのものが正しかったのかどうか、という批判は、当然のことながら多い。そこまでしてどうして「出産」にこだわらなければならなかったのか。ただ「母になりたい」という代議士のエゴだけではないか。

しかし、「生まれて来たこの子」については、治療の手を抜けとか、死なせてやれよとかいう声は、まず聞かれない。少しでも良くなるように、と願うばかりである。重病を抱えていると言っても、末期癌の老人とは違うのだ。

そういう、ファジーではあるが「なんとなくのコンセンサス」を、我々は当然の倫理と考えるが、別にそんなもの万古不易のものではない。古代ギリシャでは、生児遺棄は罪の意識なしに行われてきた。奇形児の養育は法律で禁止すべしと明言したのは、かのアリストテレスである。スパルタでは、戦士共同体の成員にふさわしくない虚弱児は部族長老の審査の後に遺棄されたそうだ。私なんぞ真っ先に捨てられたことであろう。

「社会的」判断と「経済的」判断

「命の上下」の判断基準に戻る。実のところ、I病院外科部長のK先生も、救命センターのわが指導医も、そして無理して子供を産んだ代議士に首を傾げる私も、アリストテレスやスパルタの長老と紙一重である。「どうせ助からない命」はもちろん、「どうせ社会的に自立できない（もしくは社会復帰できない）人間」、ないしは「どうせ世の中の役に立たない連中（暴走族など）」は、他の「まっとう」な患者に比べて、扱いを変えるのもやむを得ないと思っている。積極的に遺棄することはしないにしても、ぎりぎりの場面で優先順位をつけるとなれば、後回しされても仕方がない、というのである。

しかしながら、阿弥陀も金で光るこの世の中、そのような「社会的」判断基準はすべて経済的なことに置き換えてしまえるのがまた悩ましいところである。結局のところ、

「元気になって稼げる」人間を、「助かっても金がかかるだけ」の人間より重要視しているだけではないのか？　もしそうなら、「戦士のポリス」のために、その構成員を優先するスパルタの方が、よほど筋が通っている。

２０１３年１月に麻生副総理が「私は政府のお金で終末期医療をやってもらうのは寝覚めが悪い。さっさと死ねるようにしてもらわないと」と暴言（わが編集者によると、麻生さんにはめずらしい正論）を吐いた。これを受けて、２月に安倍総理は参議院予算委員会で「尊厳をもって人生を終えることができ、医師も安心して対応できる仕組みを考えていきたい。大切なのは医療費との関連で考えないことだ」と語っている。わざわざ「カネの話にしない」と断るところで、やはりカネの話になるのだなということがよく分かる。「最後は金目でしょ」、という某大臣のあの暴言は、皆の急所を突いたからこそあれだけの反発を受けたのだ。落語でも、与太郎が本質を抉《えぐ》る言葉を吐くことはよくある。

それはそうと、大体、「社会的」な基準を云々するからそうなるので、もっと「自然」に基づくことはないのか。たぶんない。例えば、後世のことを考えて若い人優先、というのは、一般論としては賛同されやすいかも知れないが、不妊症の人はダメ、ということになってしまう。そんなのは現代「社会」では受入れられないだろう。

高齢者や難病の患者さんの医療を念頭に置くと、マスコミなどに最も受けがよいのは、「自分の意思の尊重」である。麻生副総理のごとく「さっさと死なせてくれ」という人はそのように、また「どこまでも生きたい」という人にはその希望に沿って、というのである。しかしこれで話が済む訳などない、と私は考える。

9　引導を渡す役目を担う

老人の自殺を止めた代償

「命の価値の上下」を、概念的な一般論としてああだこうだと言うのは、そんなに難しくはない。しかし具体例を突きつけられると、我々は絶句し立ち竦む。

私の父は、貨物船の船乗りであった。事故に遭ったら船長は沈む船とともに運命を共にするとかよく言われるが、私の母は「まかり間違ってもそんなことはしないでちょうだい」といつも念を押していた。どころか、何があっても、真っ先に逃げてくれと。父は渋い顔をしていたが、私も子供心に、そうでなければ困ると思っていた。

横浜線の踏切で、40歳の女性が70代の男性を救い出そうとし、男性は重傷を負いながらも助かったが、女性は父親の目の前で電車にはねられ亡くなった。何が辛いといって、

「週刊新潮」の記事によると、「助けられた」男性の方は、自殺企図であった疑いが濃厚だという。

そうすると、「命には上下がある」と先ほどから書いている私のような立場から見れば、この女性の行動は、単に自分の不利益というだけではなく、社会全体から考えても差し引き損失をもたらしたことになる。

仮に「命は平等」という原則を崩さないとしよう。だがしかし、もともと自殺しようとしていた70代の老人は、重傷を負って、さてこれからどうするのであろうか。「助けてもらって良かった」と思えるのだろうか。救命センターでのわが指導医は、「自殺は（治療受け入れを）断る」と、そういう人間の命の価値を「差別」するような指示を出していた。これには、それなりの理由が存在するのである。

どちら側から見ても、単に自分の損になるとか家族が困るとかいうだけではなく、社会全体の「最大多数の最大幸福」からしたって、あの「善行」の結果はマイナスと勘定されてしまう。それでもなお、もしくはだからこそなお一層、この女性の行動は崇高である。それゆえにまた哀しい。

私は、助けられた老人に対する恨み言を口にせず、「おじいちゃんは助かったよ、と

(娘に)言ってやりたい」と語る女性の父親に敬意を表する。私だったらあの言葉は言えそうにない。

畢竟、かの女性の献身の「価値」は、社会的な「意義」ではなく、孟子の怵惕《じゅってき》惻隠の情というものが確かに人間には備わっていて、人間性というものが失われてはいないことを示したというところにある。だから、余人はさておき私は、あの女性に頭を垂れ、己の卑しさに慚愧《ざんき》しなければならない。

それを肝に銘じた上でやはり私は、命の価値を云々することを続けようと思う。私のように尊大で傲慢な人間は、忸怩たる思いを抱いているくらいが丁度良いのかも知れない。

「意思の尊重」はどこまで可能か

前章で私は、命の価値をカネで換算するのがあんまりならば、「生きたい」という本人の意思を第一義的に尊重するのではどうか、という考えを紹介した。これは実際、各方面に当たり障りがなくウケが良い。闘病している本人が「もういい」と言えばきつい治療などはせず、「なんとしても生きたい」と望めばそれに沿うように、というものである。それで解決、になるのだろうか。

まず、「その時」に患者自身の意思決定能力が保たれているか、というのが疑問である。6章でご紹介したベルギーの安楽死報告によると、終末期に判断能力があると判断されたのは癌患者では45・6％、非癌患者では14・9％に過ぎなかったという。

だからこそ元気なうちに自分の意思を「事前指示書」で示せと、言うのは簡単である。しかし、「いざその時の状況」を前もって事細かに予測することは不可能である。たとえば父親の姿を見て「あんな風になったらもういい」ということは言える。しかし。これから実際にあなたが陥る状況が、具体例としてイメージする「あんな風」だったあなたの父親の病状とドンピシャリ同じ、ということはあり得ない。せいぜい、あなたのお子さんが、あなたの姿とかつてのお祖父さんの姿を、ごく大雑把に比較するのがやっとである。

あなたの家族は、これがあなた本人の「事前の」想定とどう違っていたか、判断に迷う。家族は複数いることが多く、親戚友人も出て来ると、意見の相違が生じるのは当然である。結果、判断がつかないと、「とりあえず最大限の延命（フルサポート）を」という結論になる。そして、その「とりあえず」の結論を覆す材料は、最後まで出てこない。あなたが蘇って、「やめてくれ」と言わない限り。

　では、癌になって、末期であっても判断能力が失われていない場合はどうか。あなたが症状に悩まされ、療養に専念したい最中に、医者の側が「こういう時はどう処置するか、ああなったらどこまで治療するのか」などと一々訊いてくるのは非常に鬱陶しいだろうが、そのことはひとまず措く。ここでは医者の側から考えたい。

　患者が、「どうなっても、どこまでも生きたい」という「意思」を示したら、それは絶対のものとして尊重しなければならないのだろうか。

「死にたくない」という願いは、自然でありかつエゴイスティックである。この二つは矛盾しない。誰が始皇帝を笑うことができるか。なに？　皆が始皇帝になるわけがない、とおっしゃるか。

　病気になると、わがまま放題になる患者は珍しくない。仕方がない一面もあるとはいえ、さすがにこれは、というのも多い。がんセンター時代のレジデントから、最近また も愚痴を聞かされた。言うことを聞かない患者に手を焼いている。医者の指示には従わず、看護婦にセクハラはする、病棟の設備を勝手に取り外す、すぐに事務を呼びつけて対応がなってないと怒鳴る。

「なんでも、自分の父親は昔この大学の教授だったけど、その時はこんな風ではなかった、自分も東大出て教師をやっていたのでそういうアラが目につくから指摘するのだ、とか言うんですよ」

「そんなインテリがセクハラもするのか？」

「全部ガセに決まってるじゃないですか。身寄りのない生活保護でドヤ暮らしですよ。もうね、病院にいれば病室はきれいだし、若い看護婦が自分の与太話を30分でも1時間でもまじめに聴いてくれるし、機嫌が悪くなって大声出せば事務がすっ飛んで来るし、患者にとってはこの世の春ですよ。入院の必要なんて全然ないんですけど、なんだかんだゴネて出て行かないのは当然ですね。里見先生も悪い」

「どうして俺にまでとばっちりが来るんだ？　そんな患者知らないぞ」

「先生、ご著書で患者からの贈り物は断るな、って書いたじゃないですか。僕もそれを病棟に指導したんです。その患者ね、無断外出してパチンコして帰ってくる時なんか、病棟にお菓子とか買って来るんですよ。そういうのを受け取っちゃうもんだから、どうしても引け目になるでしょう？　だけど、考えてみれば、生活保護なんだから、もとは税金じゃないですか。それでパチンコして病棟にオミヤゲ買って帰ってドヤ顔されるんですよ。先生のせいで」

「俺のせいかよ！」

こういうのを「疾病利得」と言うが、こんな困った患者のことをこれ以上書いても不愉快になるだけだからもうやめる。

ここまで極端でなくても、どういう病気でどんな状態になろうとも、人間はエゴイスティックでわがままで、みんな「始皇帝」なのである。始皇帝と違って、未来永劫生きることなど希《こいねが》わないし、そんなことは不可能だとは知っていても、「明日はまだ死にたくない」。いずれ悪くなることを理解はしていても、それが今日であることは受け入れられない。繰り返すが、「エゴ」だから間違っているなどとは言えない。エゴは自然なのである。

全員の欲求は満たせない

以前から指摘していることであるが、明らかな老衰患者でも、「自然に死なせる」ことは非常に難しい御時世である。本人には判断能力などもうないが、あったとしても徐々に落ちてきているのであるからどこかで線を引くことはできない。わきの家族も、去年も一昨年も同じようなことで、なんとかもったのだから、今回に限って「もうダメ」とする踏ん切りはつかない。まして本人が「長生きしたい」と主張する場合はなおさらである（患者が85歳でも、どころか90代でも、この台詞は聞かれる）。

こういう患者のケアの主体になるのはＭＳＷ（医療ソーシャルワーカー）という人たちで、在宅医療関係に奔走し、福祉資源を導入し、介護の準備をしてなんとか患者を自宅退院にこぎつける。しかし２か月掛けて退院準備した患者が、２日ですぐ再入院してくるなんてザラである。なんたって相手はすでに寿命は尽きている（いつ尽きたのかは分からないが）老衰なのだ。私はいつも、ＭＳＷの人たちの努力に頭が下がると同時に、いつか燃え尽きてしまわないかと心配している。こういう患者には、どこまで社会資源を消費する権利があるのか？「何々をしたい」という希望はどこまで犠牲を払って叶えるべきなのか？

なんにせよ社会全員の「フルサポート」欲求を満たすだけの余裕が今の日本に、というより有史以来すべての社会に、ないことは明らかである。ではどうするか。「誰かに遠慮してもらう」ということしか解決策がないではないか。

ここで真っ先に、「私は遠慮しよう」という人はそれでよい。しかし、蒸し返すようだが、本当にいいのか？　どうしてあのボケ老人が、またこっちの虚言癖のセクハラ患者が、平然と社会資源を使っているのに、自分が遠慮しなければいけないのだ、と思わないのか？　また、これはことの性質上、「自分が遠慮するのだからあなたも遠慮しろ」とはなかなか言いにくい。

ちょっと横道にそれる。iPS細胞による再生医療の報道がなされるようになった。実際には、実用化を「アテにする」のは厳しいとは思うが、あれを見て、今まで治療不能で予後不良と「観念して」いた患者さんやご家族が、一希望」を見出していることは容易に想像できる。そうなると、かなりの割合で、「なんとかあれが応用可能になるまでもたせてくれ」と、従来の「諦める」方針を撤回されるのではないか。そういう報道に接したことはないが、むしろ調査がなされない方が不自然だと、私は疑っている。

私は何を言おうとしているのか。自発的な「遠慮」には、社会的なプレッシャーがかかっているのではないか。多少なりとも、敏感な人は身を引き、鈍感な奴がのさばる、ということにならないのか。それに目を瞑って、ただ表面上の「本人の意思」を判断基準にしてよいのか。この判断とは、最大限の救命を行いにかかるかどうか、であるから、つまりはその時点での「命の価値」の基準と置き換えられるのである。

この「自由意思には本当に、強制が入っていないのか?」という命題は、臓器提供などの際にも問題になる。私は先日、アルコール性の末期肝硬変も、生体肝移植の適応になると知って、少々驚いた。問題のアル中患者は、弟が熱心に世話を焼き、自分の肝臓を提供すると言ったらしいが、その弟さんにも医学的問題が発覚し、であれば患者本人の妻が提供する、ということになったそうである。妻は「自発的に」了承したということだが、本心だろうか? 正面切ってはなかなか聞けなくとも、アル中の旦那なんて、本当に「助けたい」と思うものなのか?

またしてもここで問題である。「もう治療をやらなくてもよい。死なせてくれ」という「意思表示」をする患者(あるいは将来の患者)のかなりの部分が、その理由として「家族に迷惑をかけたくない」ということを挙げる。それなのに一方、さんざっぱら嫁さんに迷惑をかけてきたであろうアル中親爺が、その嫁さんの肝臓をもらってまで長生きしようとしている。どちらの命が優先されるべきなのか。アル中親爺の「命の価値」が本質的により高いなどということはないにしても、少なくとも優先的に高度救命医療を行うということは、繰り返しになるが「その時点での命の価値が高い」と判断しているのと同じなのである。

『楢山節考』の世界

学生時代、東大の教養課程で、左翼がかった教授がこういうことを講義していた。共産主義の理想形（究極の姿）は、各人が「能力に応じて働き、欲望に応じて取る」ものだそうである。つまり、そうした社会は生産性が非常に高いので、みながそれなりに働いていれば、全員の欲求を満たすだけのものが楽勝で出て来るということになるらしい。

もちろん、そんな社会はなかったし、今や理想としても存在しない。現実にあるのは、今も昔も、楢山節考の世界である。社会には、一定の余裕しかない。いろんな進歩によって、その「一定範囲」は拡大しているにしても、全員の欲求を満たすことは不可能である。欲求の方も拡大していることは言うまでもない。

そして今、私は、社会資源の分配一般のことを論じているのではなく、人の命に直結する医療のことを書いている。本来は社会の余裕によって人の寿命を決めるなんて不純である。そんなことは分かっているが、ここで思考停止するわけにはいかない。

オリジナル楢山節考では、余裕が少なかったため、例外なく、年齢で区切られて命の価値が判断された。そして構成員はそれを受け入れた、というよりそうするしかなかった。今は、それに比べれば格段の余裕が生まれた。では何を基準にその余剰を分配するか。年齢か、生産性（つまりカネ）か、本人の自由意思か、自由意思のようでいてその実プレッシャーやバイアスによる「自己決定」か。

未開野蛮の時代から「進歩した」現代社会へ、『楢山節考』の基準は変遷する。一律に年齢で区切ることから、社会に対する生産性の有無で、そして本人の自発意思の尊重へ。しかし私には「自発意思」というものが、どうにも眉唾ではないか、「言わされている」のではないか、その一方で「生きたい」と主張する側が、自然なこととはいえエゴイスティックな無理筋にもなるのではないか、という疑念が拭えない。もしそうなら、強制的に一律の基準で排除する方がまだ「人間的」なのではなかろうか。私は余程ひねくれているのか、もしくはハックスリーの『すばらしい新世界』などの未来小説の読み過ぎなのだろうか。

しからばどうしろと言うのか。私は内心、少なくともある程度のところは医者が決めないと仕方がないだろうと思っている。つまり、場合によっては、我々医者は、「もう死にたい」という人間を叱咤激励して生かし、「生きたい」という人間に「贅沢言うな、もう寿命だから諦めろ」と引導を渡す役割を果たすべきではないか。

とんでもない危険思想とお考えなのは尤もである。要するに命の価値を、もしくは人間の尊厳を、医者に決めさせせろと言っているようなものであるから。ただ私はもちろん、我々は神様だと主張するつもりはない。どちらかと言えば寿命の番人のようなもので、そう、毎度引き合いに出して恐縮であるが、人の寿命を表す蠟燭を見守る三遊亭円朝の「死神」なのではないかと思っている。

10　あなたの臨終の枕元に立つ

生死をアシストする

医師による自殺幇助は許されるのかどうかという論争が有名な医学雑誌に掲載されたことはすでにご紹介した。この中で賛成派と反対派がそれぞれ主張を展開し、読者に「どちらを支持するか」を問いかけている。74か国から投票がなされ、雑誌側の集計(New Engl J Med 2013;369:e15)では、全体として65%の読者(ほとんどが医師であろう)が自殺幇助に「反対」だったとのことである。ただしお国柄によって異なり、メキシコなど11か国では賛成票の方が多かったそうだ。

反対理由としては、そもそも人間には「自殺する権利」などない、という宗教倫理的なものもあるが、やはり「医者の役割は治す、また癒すものである」という伝統的な職業観が根強いことが最大のポイントのようだ。ヒポクラテスは、「まず、害をなすな」と言った。そこに穴があくと、なし崩し的に「医者の使命」が失われてしまうのではないか。

一方、賛成理由としては、患者の自己決定権の尊重、というのが第一に挙げられている。もちろんこの話はどちらが正しいとか正しくないとか結論がすぐに出るようなものではないが、すでに何度か指摘した通り、私はこの「自己決定」がどのくらい妥当なのか懐疑的である。この理由だけであれば自殺幇助なんてやめた方がよい。「人の命を奪う」からにはそれだけの覚悟が必要で、「患者が希望したから」もしくは「ガイドラインで認められているから」、というような外的な根拠だけに基づくのは、逃げ道をこしらえているようでなんとなく釈然としない。福田恆存先生もそう指摘されている。

ところで面白いと言っては不謹慎であるが、賛成理由にこういうのがあったそうである。「医者は人の出生を幇助（assist）するのであるから、人の死にあたってもアシストする役割を負うべきである」と。

伝統的には、生まれるところのアシストは産婆さんであり、死ぬところのアシストは、強いて言えば坊さんの役割であった。産婆さんは助産婦として、医者とともに産科医療のシステムに組み込まれた。欧米の病院では、チャプレンと呼ばれる聖職者がいて、末期患者のケアに携わったりしている。「病院（医者のところ）に、坊さんがやって来た」というより、本来の役目を考えると、「医者が、坊さんの仕事を取り込んだ」のが正しいのかも知れない。日本ではそういうチャプレンはほとんどいないので、医者は「坊さんの仕事を乗っ取った」ということになろうか。

そんな、他人の仕事を取ったりしなくても良さそうなものではないか、医者の「本業」は出生と死亡の間にあるべきだ、という声が聞こえて来そうである。そうだろうか。私には、やはり人生最大の節目であるこの二つが肝腎だと思われる。だから産科医の減少というのは、医の本質に関わる重大事であるが、ここでは立ち入らない。もう一つ、終わりの節目の方を考える。

おそらくは、好むと好まざるとにかかわらず、現在の医者はここに入り込まざるを得ない。何故なら、他にその役割を果たす「専門家」が見当たらないのだ。

同じく癌医療を専門とするドクターから、研究会でこういう質問をされた。最近は生き甲斐療法と称して、癌の患者さんが目標をもち、それに向かって努力することがされるようになった。大抵の場合、医者がそれに加わっているが、これは医者の役割なのだろうか。

私は自分でそういう活動をしたことはないが、患者さんにとっては、たとえば山に登ったりしようという時に、医者がついていて身体的なことをコントロールしてくれれば助かるだろう。だが、それよりなにより、これを主導ないしサポートしてくれる職種が他にないというのも現実のように思う。

わざわざ何かをするのでなくても、病気の人にとって、あることを相談したいという時に、担当医もしくは担当医から紹介された医療関係者が唯一の頼り、ということも多いだろう。そうすると、本来の仕事ではないにしても、医者がやらないと仕方がないのではないか。こう答えると、質問をしたドクターは、深く頷いていた。

なんでも、その先生は、お子さんを白血病で亡くされたそうで、その経験もあって、自身そういう活動に参加されているそうだ。私のような机上の空論を弄ぶ口舌の徒でもそれに賛同する、と聞いて心強かったようだ。だけど先にそれを言わずに訊くのは人が悪いよなあ。

欧米で地域の聖職者がどのくらい住民の相談事に乗ってくれているのか、私は知らない。しかし日本の都会では、困った時に相手をしてくれる檀那寺の和尚さんも横丁のご隠居も、もはや実在しないのである。わずかに会社の人間関係は残っているかも知れないが、「困った」内容が病気のこととなると、上司も同僚も、「医者《センセイ》に相談しろ」と逃げるのが常である。たとえそれが就労に関することであっても。

こういうのは、言わば患者の「人生を背負う」ことでもあるので、前述の質問をしたドクターのごとく腹が据わった人でなければ、医者は逃げ腰になりがちである。ある地方の中核病院の副院長先生から、こういうメールをいただいた。

「先日県内の緩和ケア病棟に転院した患者さんがぜひ先生にお会いしたい、という事でしたので初めてお見舞いに行ってきました。ご家族とも一緒に記念写真も撮って来ました。そんなにも私を頼りにしてくれていたのか、と思うと熱いものがありました」

この先生の心情を、私は察することができる。私も、大腿骨転移から骨折を起こして地元の病院に入院した患者さんを見舞った話を書いたことがある。私もかの副院長先生も、自分はそれほどの存在ではないはずだし、そんな大したことはしていないし出来もしないことを知っている。そのため照れくささと後ろめたさが先に立つ。それでも、患者さんにとっては「神様」なのだ。

そう考えると、世の中の「名医」として崇められている先生方は、照れくささと後ろめたさを棚上げして、「神様」と言われることを受入れることができる存在のようである。だから「名医」にはおおざっぱに2種類ある。本質的な誇大妄想狂みたいなのと、誠実なフツーの先生である。後者は、自分の「違うんだけどなあ」という感覚を封印して、患者のために、「神様」の役割を演じているのではないかと、私は勝手に推察している。

これは一方で医者叩きがひどくなっているのと矛盾するようだが、期待が大きくなればなるほど反動も大きくなるのは当然かも知れない。こっちとしては、勝手に期待したり崇めたり、またガッカリしたり罵ったりしないでくれよ、と言いたくもなるが、「ヒーローは子供達の夢を壊すな」というのと同じようなものか。

「良い死に方」を演出する

ところで、よく雑誌などに、「良い死に方」みたいな特集がある。そこにあるのは、なすべきことをやって、家族に囲まれて穏やかに、というようなものが多数を占める。しかしもともと、生物は「生きていてナンボ」のはずなので、それからすると「死にたくない」と見苦しくのたうち回るのが「本来の姿」だろう。「もう、これでいい」という境地に至る、というのは、早い話が生物としては「生き過ぎ」ということではないか。

しかし皆が皆、今際の時にのたうち回っていたら、周囲も辛いし、何より本人も苦しかろう。そういう病人がやけっぱちになりむちゃくちゃなことをやって身内や他人に迷惑をかける、ということもありうる。こう考えていくと、「あるべき死に方」というのは、社会的な秩序維持のために、生物の本能を抑えて人工的に導入したものではないだろうか。同じ話を何度もして恐縮だが、その究極形はハックスリーの『すばらしい新世界』に描かれている逆ユートピアになる。とはいえそうして本能を社会的な「お約束」に封じ込めてしまう、言わば「やせ我慢」こそが人間の人間たる理性の証でもあるのだろう。

医者は、もしくは私は、患者の自殺幇助などしなくても、人工的な「良い死に方」を演出することにはいつも気を配っている。必要な治療を受けるよう勧め、無理な治療をやめるよう説得し、苦痛のないように、希望を失わないように、周囲との関係を保つように。往々にしてこれらは二律背反になる。直接的にそういう言葉を使わなくても、「諦めてくれ」と伝えなければならないことも多い。こうなると医者は自然からかけ離れた、「神様」もしくは「死神」の役割を果たしている、と指摘してもそんなに的外れではなさそうだ。

これに加えて、「もういいだろう、死に時だ」という基準は急激に変化する、という事実もある。移植治療や、劇的な効果をもたらす新薬など、「神に逆らう」医療は次々と出現する。我々「死神」の判断もしくは仕事は一層難しくなってくる。

それでも、いくら本人が「生きたい」といっても、もうあきらめるべき命、というのはあるのか。どんなに医学が変化または進歩しても、あるに決まっている。それを判断するのは誰か。私は医者の話ばかりしてきたが、医者以外にいるのか。別に医者がそういうのをやりたがっている、という訳ではない。法律家や役人がそれを決める社会は、ほとんどイコール、ディストピアに違いない。

そして話は、医者の中でも、どういうドクターが引導を渡すのか、ということになる。それは末期医療に特化し、多くの患者を見送ったホスピスの医者の役割か、ずっとその患者を診て来た「担当医」がなすべきなのか。

シカゴ大学のダニエル・ゲイニスマンという先生が、"Doctor, Where Art Thou?" なるタイトルの随筆を発表し、その心境を綴っている (Geynisman, DM. J Clin Oncol 2013;31:1606)。このタイトルは古い英語表現で "Where are you?" の意味である。「汝はいずこにおわすや」という感じだろうか。
〈私達が初めて会った時、彼女（患者の妻）は私に、「彼の病気をずっと」、最後まで診てくれるドクターを探しているのだと言った。私は、その通りにしましょうと約束した〉

だが結局そうはならなかった。先生が休暇をとっている間に、同僚がその患者をホスピスに送ってしまったのである。しばらくして先生は患者の奥さんから、患者が自宅で亡くなったという知らせを受け取った。先生は、約束を果たせなかったのを悔やんだ。

しばらくの間先生は、奥さんとメールのやりとりをしていたが、勇気を振り絞って電話をかけ、患者さんの最期の様子を訊ねた。奥さんは、最初は「みなよくやってくれた、患者も満足していた」と答えていたが、ついにこう本音をもらした。
〈「これは先生の仕事ではない、って分かってます。だけど彼が瀕死の状態になった時、私はパニックになっちゃって、ホスピスに電話をかけたんです。出てくれた人は何にもできないみたいで、私はすぐ電話を切ってしまいました。先生に電話できたら、どんなによかったか」〉

奥さんはゲイニスマン先生を責めたりはしなかったが、先生は、自分が最も大切な使命を果たせなかったのは明らかだと書いている。先生は続ける。

〈生命の最期になって、患者を他の手に委ねることによって、我々は、医者として最も大切なことを失ってしまうのではないか。そして、患者と家族は、我々との診療関係を、ケアの継続性を、そして終末の時を、失ってしまうのではないか。……今、私はこう信じている。病気の経過中ずっと、患者のそばにいること。それは私の責任の一つであり、また私の特権でもある〉

そう、患者を最期まで診ること、それは医者の「特権」である。アメリカでも、と言っては失礼かもしれないが、「かのアメリカ」でもそういうことを考える人がいるのかということを知って、少々嬉しくなった。

最後まで「神様」のままでいる

この随筆に対して、別の大病院のドクターから、医者は患者をホスピスに送った後も、ホスピスを訪問し、患者とコンタクトをとっていいのだよ、自分たちの施設ではそういうのは全然OK、というような反応が寄せられている。わざわざこういうコメントが雑誌に送られてきたということは、いかにそういうことがなされてないか、かつ難しいことであるかの裏返しであろう。

看護学の世界で「ギアチェンジ」などと呼ばれるが、患者の「目標」ないし「希望」を、積極的治療から、(いわば一段下の）症状コントロールに切り替える、というのはそんなに簡単ではない。まだやりようはなかったのか、と後からこちらも考えてしまうことは珍しくない。一旦ホスピスに「送って」しまうと、なかなか引き戻すことはできない。そういうことをされるとホスピス側は困る。せっかく安らかに、穏やかに療養している患者のところへ、前の担当医がやって来て、「癌に対する最新の治療」なんてことを話されるのは迷惑なのだ。

自分が診るのであれば、「あの時は諦めると言ってしまったが、待てよ」というようなことも許される。そして結局どうにもならなくなっても、確かに患者は、「良い死に方」、すなわち多少は「人工的」かも知れないが、私自身の価値観からしても「これなら」と納得できるような最期の迎え方をしたかどうか、家族は本当に感謝していたかどうかを確認することができる。あれだけ苦労して、実は最後の最後は患者も家族も恨んでいた、ではちょっとやり切れない。どうせなら、最後まで「神様」のままでいたいではないか。

能率的な分業制に対して、私は極めて情緒的な拒否反応を示している。おまけに医者は神様であることを前提としているから、ある意味非常に傲慢な態度とも言える。これは誰かに似てるなあと自分でも思っていた。

大投手江夏豊は、エースとして活躍した阪神タイガースから放出された後、何球団も渡り歩いて救援投手として勝利に貢献し、「優勝請負人」と称賛された。ただ本人は、「最高のリリーフ」であることは不本意で、ずっと先発こそがピッチャーの本懐と考えていたということである。間違いなく彼は、野球選手の中で投手が一番偉いと考えていたことだろう。そしてその中でも先発完投してはじめて真のエースであると信じていた。

情緒的で、尊大で、非能率で（以下略）、何より古くさい感傷に過ぎない。だがしかし、職業倫理というものがあるとしたら、このような「囚われた」頑固な職人気質に宿るのではないだろうか。叶わぬことであっても、そういう悔恨を抱きながら目前の「業務」に携わるのが、投手なら投手の、医者なら医者の「プロとしての矜持」につながるのではないかと、私は勝手に思っている。分業制が確立したこの時代に、それでも先発完投を目指すことは、本当に無意味なのか。

まあ、読者にとっては、私の思想や、江夏豊の心情など、どうでもいいと言えばどうでもいいことかも知れない。

だがいずれあなたも必ず死ぬ。その時、一人の医者があなたの枕元に「死神の如くに」立ち、家族に向って「ご臨終です」とあなたの死亡宣告をする。もちろんその人は、私ではない。ではどういう「先生」なのか、気になりませんか?

11　気分の問題

景気は気から

私は世の中の常識に疎く、普通の人が当然と思っていることに驚いてしまう。ちょっと前に、家内から、景気の指標として使われる「日銀短観」というのがどんなものであるのかを聞いた時も、のけぞってしまった。

日銀短観とは、日本銀行が3か月に一度、上場企業や中小企業を対象に行う調査である。その中でも「業況判断」というのがメインだそうで、これは企業に自社の業況を「良い」「さほど良くない」「悪い」の三つから選択させ、「良い」と答えた企業の割合から「悪い」と答えた企業の割合を引き算して業況判断DIという「指数」を算出しているのだそうだ。これが景気判断の指標である。ちょっと待て。要は単純なアンケートで

「気分」を数字にしただけではないか。

我々が患者を治療する。もちろん、「気分良く」なってくれることは大事で、医療の第一の目標であるともいえる。しかし「治療」をするからには、本当に病状が改善しているのかどうかを、客観的かつ科学的にも判断しなければいけない。だから患者の身体を診察し、また検査もする。医者は検査のやり過ぎとか批判されるが、そうは言っても、患者が「良くなりました」と言ってくれたらそれ以上診察も検査もせずに満足、では素人と同じである。

意地の悪い言い方をすれば、抗鬱剤とか安定剤とか、「気分」を変える薬をじゃかじゃか使えば、さしあたっての自覚症状を良好に保つ（ただし後の反動がヒドい）、という操作だってできる。日銀短観の業況判断ＤＩが景気の最重要の指標とすれば、そんなのだってアリ、ということにならないか。

とにかくその場凌ぎで自覚症状を改善させる、ということが正当化される代表的な場面は、終末期医療である。どうせ長いことないのだから、後先のことを考えず、なんとか今をハッピーに過ごしてもらう。それはそれでいいが、では日本経済なんてのは、そういう「慢性的な末期患者」で、延々と自転車操業的な対症療法の発想でやっていたのか？

ここで、「お前はバカか、経済というものはだな……」とご親切に教えてやろうという方もおられるかも知れないが、遠慮したい。どうせ理解できないことを聞くより、私は私なりに勝手に納得してしまうことにする。畢竟、景「気」なのだから、「気分」の指標こそがドンピシャリ該当するのであろう。以前、不景気の時期に、所ジョージがこういうことをコメントしていたとどこかで読んだ覚えがある。「景気対策は、みんなが『今は不景気なんかじゃない』と思うことだ」。成程、これが「景気」なるものの本質か。

病も気から

これから私は、アベノミクスが「気分だけ」のものであるのか、それとも客観的な「実体経済」に裏付けられているのか、なんてことを論じようというつもりはまるでない。論じる資格もない。それよりも、他の分野も眺めてみようと思っている。経済が気分なら、他もそうではないか。

まずはなんたって、「病は気から」と言われるくらいだから病「気」のことである。昔から、病気は気の持ちよう、とされるが、したり顔でこんな講釈を垂れるのは病気で苦しんだことのない人間、と相場が決まっている。私は小児喘息で長く苦しんだが、喘息になるのは精神が弱いからだ、とか、人格が未熟な人間が喘息になりやすい、とか、ほとんど叱責するような調子で説教をする大人が、私の周囲には結構いた。

なんでも「戦争の時には喘息発作なんて起こしている暇はないから、軍隊に入れれば治る」のだそうだ。えらそうにそういうことを吐《ぬ》かすその辺のオッサンに、母や祖母が「すみません」とか頭を下げていたのには、いまだに納得がいかない。そういやあ、原爆症だか公害病だかで苦しんでいる人を見舞って、「病は気から」とか励ました（？）政治家もいたそうだ。

そういう論外は別として、「病は気から」にどのくらい妥当性があるかというと、古典的テーマだけに、相当のデータが存在する。

有名なものとして、早期の乳癌患者において、病気に対する心理的態度とその予後を検討した研究がある（Pettingale KW, et al. Lancet 1985;1:750）。

それによると、癌の受け止め方を4種類に分け、最も予後が悪かったのは「もうだめだ」と絶望感にとらわれた人だそうで、これはまあ分かる。次に悪かったのは、意外にも、冷静に受け止め、じたばたせず、医者に任せるという態度をとった人。医者の側からすると「聞き分けが良い患者」ということになるので、これが予後不良だとちょっと困るなあ。

2番目に良かったのは、病気を拒否した人で、「自分が癌なんかであるはずがない、あっても少量だから絶対大丈夫だ」と考えるタイプだったそうだ。このグループは時として医者の告知も受け入れなかったらしいので、医者にとってはこれも多少不都合ではある。予後がベストだったのは、闘争心を持ち、癌に対する情報を集め、治療にも積極的に取り組んだ患者だったそうだ。

これをもって、癌になったら医者任せにせず、自分で積極的に取り組め、場合によっては（2番目のグループのように）医者の言うことなんか蹴飛ばせ、という説があるが、論理的には正しくない。

あくまでこの研究は、「こういう気の持ち方の人がそうだった」ということを示しているのであって、その人の性質を変えて、もともと消極的な人間を叱咤激励して無理矢理奮い立たせ、病気に立ち向かわせたら良くなるか、というとそれは別の話である。そういうこと（治療的介入）をして逆効果だった、というような例はいっぱいある。

もう一つついでに言えば、これは１９８０年代の早期乳癌の患者なので、治療法はいずれにしても手術と放射線治療くらいである。現在の乳癌は、目が眩むほど細かい分類がされていて、それによって使う薬から治療戦略から、全然違う。だから、ファイティングスピリットばかり焦って、医者の言うことに耳を貸さなかったりしたら、見当違いの治療に走って治るものも治らなくなる。実際、最近では、ナースが介入して患者の精神状態を安定させ、医者のアドバイスをよく聞き、処方された薬をちゃんと飲むように指導することで予後が良くなった、という研究もあるのだそうだ。

それはともかく、もとに戻って、では、挫けそうな患者を励まし、「気持ちをポジティブに変える」という治療的介入によって予後が良くなることは期待できるのだろうか。代表的な研究として、転移した乳癌の患者を対象に、通常の治療に加えて心理療法を追加したというのがある（Spiegel D, et al. Lancet 1989;2:888）。心理療法の内容は、精神科医やソーシャルワーカーなども参加した患者会のような場でグループ討論をし、それぞれの感情を表出し、相互にサポートしあうというものである。当初は研究者自身もこんなことで「命が長くなる」なんて効果は想定しなかったそうだが、全員に効果があるわけではないものの、心理療法を受けたグループで明らかに長期生存例が多かった。

これで一躍脚光を浴びた心理療法だが、別のグループの追試では、同じことをやったにもかかわらずまったく効果が確認されず、むしろ心理療法をやらなかったグループの方がやや長期生存が多い傾向にすらあった（Goodwin PJ, et al. New Engl J Med 2001;345:1719）。他の癌についても研究がなされたが大同小異で、「これは良いんじゃないかい」という結果を追試してみると全然ダメ、というものばかりである。

冷静に分析してみると、最初の Spiegel の報告は、統計解析にかなり不適切なところがあり、後からの Goodwin の報告の方がきちんとした研究である。大体、気合で癌が良くなるなんてことは科学的にも可能性が低いだろうから、もういい加減諦めようよ、というのが最近の結論のようである（Coyne JC, et al. Psychological Bulletin 2007;133:367）。

なんだか竜頭蛇尾だが、まあ「気持ちで治す」ところまで欲張らなくても、最初の Spiegel の心理療法に参加した患者さんたちは、相互のサポートによって、この集会に参加することに大きな意義を感じるようになった、と報告されている。それでいいのではないかと私は思う。

むしろ、下手に、「生命の延長」なんて結果が示されてしまったら、それをもとに「病気が良くならないのは本人の気持ちが負けているからだ」とか言い出すお節介が出ないとも限らない。いや、必ず出る。世の中には、喘息発作の子供に対して「気合の欠如」を叱り、また病気や災害で苦しむ人に念仏のごとく「頑張れ」を繰り返すバカが山ほどいることからも、それは明らかである。あとは、前述のごとく、治療を理解してきちんと薬を服用することで予後が改善されれば御の字ではないか。

「いい気分」にした結果

医療は患者個人の「気分」の問題だから、それが生存期間の延長のような客観的指標の改善に直結しなくとも、「気分が良くなったらそれでよし」で構わない。しかし、集団の話になるとそうも言ってられない。

選挙で政権与党が敗れると、大概「驕りに対して有権者がお灸を据えた」などという見出しが、嬉しそうに躍る。これは、多数の有権者が下した判断は、つまり多数の有権者を喜ばせ「いい気分」にした結果は、この先の客観的指標がどうなるのかを待たず、それだけで善いものである、ということを前提としていると考えざるを得ない。改めてこう書くと、そんなのとんでもないということがすぐ分かる。

私を含む、圧倒的多くの投票者にとっては、選挙は気晴らしである。有権者の責任ある行動なんて、まず皆無である。そうでなければ、横山ノックやアントニオ猪木に投票した者からは選挙権を剝奪すべしという議論が全く出ないことの説明がつかない。

山本太郎は原発について、福島の被災者を傷つけ差別するデマばかり吹聴し、「原子力に対する不安」という気分で票を集めた。悪質度は下がるが、参議院選挙に落選した保坂展人が「原発反対」を訴えて世田谷区長に当選したのも同じである。だって世田谷区と原発って、関係ないじゃん。どうしても関係づけたいのなら、世田谷区の区立機関をすべて停電にし、パチンコ屋と自動販売機を廃止して電力消費を大幅カットせよ、とでも言わねばならないが、石原慎太郎と違ってこういうことを主張したという話は聞かない。

今までの著書にも書いたが、私は東電の社員や技術者に同情的である。歯を喰いしばって敗戦処理に当たっている彼らの姿は、ただ「心配である」ということだけを大義名分として、デマとガセを流す山本太郎などと比べるのも失礼だと思う。

小泉元総理の原発即時ゼロ主張なんて、気分以外の何物でもない。私は、「政治家が方向性を示せば、日本の優秀な技術者はなんとかしてくれる」という、究極の他力本願のような発言を聞いて、呆れるよりも羨ましく思った。こういう立場になってみたいもんだね。発想は、「燃料が無くなったら精神力で飛べ！　なんとかしろ」とゼロ戦パイロットを叱咤した旧日本軍と同じである。

ちなみに小泉発言が「気分」である証拠は、これを称賛するマスコミも、「全面的に賛成だ」とはしゃぐ菅直人は全くの無視であることからも分かる。菅直人では「いい気分」になれないのである。

もともと大衆の「気分」で動くのが民主主義であって、これはどう考えてもその欠点であるから、「気分」をけしかける人間は眉唾と考えておけば間違いは少ない。だから、左右問わず、デモやなにかで「怒れ！」とか使嗾《しそう》する奴らは信用しがたいというのが私の判断基準である。絶叫デモはテロと同じという石破幹事長（当時）の発言は、さほど間違っていないと私は思う。

他人に気分を決めてもらう時代

ここまでだと、「気分」を良くすることは、それ自体は大事であるが、これを基準にして物事を決めるのは危うい、という結論になる。言うまでもなく「気分」は移ろいやすいからである。しかし最近、もっと恐ろしいことを聞いた。日本人は、自分で自分の気分を決めることができなくなってきているというのである。

私の書いたものにもよく登場する、旧知のドラマプロデューサーM君と先日久しぶりに会った。彼の作るものは、2003年の「白い巨塔」を始めとして、骨太の秀作ばかりである。大袈裟に言えば、彼なりの人生哲学も盛り込まれている。そのM君が渋い顔をしている。

ついこの間、あるドラマが大人気を博した。そのテーマが「やられたら倍返し」である。およそ主人公にそんなことを言わせていいのか、というような代物ではないか。これが視聴者に受けたのは衝撃ですらあった。

M君は主張する。本来、嫌な思いをしても、それをぐっと我慢して、その姿に打たれた相手も改心する、という思想が日本の物語の良さではないのか。仕返しをすれば憎しみは連鎖するはずと思うのだが、くだんのドラマはやれ「倍返し」「10倍返し」と徹底的に仕返しをし、それに国民は喝采を送っている。この光景は、ちょっとした発言の言葉尻を捕らえ、本質を横においたまま、とにかくみんなで徹底的に炎上させる今の世の中を反映しているようで、気分が悪くなる。

ところで、かつての「白い巨塔」では、時として「悪役」財前五郎の言うことがもっ

とも で、「聖人君子」の里見脩二の方が間違っているのではないか、と思える場面が数多くあった。人間はそのように複雑で、だからこそ人間性は美しい。

かの「倍返し」ドラマは、単純な勧善懲悪になっているということかと聞くと、それですらないとM君は言う。あれは銀行の中での内部抗争に過ぎず、善悪というよりただ主人公側が相手をやっつける、というだけだ。それで主人公が最後に達成することが、「人を助ける」でも「世界を救う」でもなく、「嫌な上司を土下座させる」ですよ。やってられますか。

本題はここからである。どうしてあんな「コップの中の嵐」みたいな話が大受けしたのか。たまたま第1回の視聴率が高くて話題になり、口コミで評判が上がると、他人が「これはいい」と判断するものを我も視ようという「うねり」ができてしまったのだということである。製作側もそれ以外にヒットの要素を解析できないらしい。

つまり、日本人は、自分で「何が面白いのか」を判断できなくなってしまったようだ。だから、今後とも、ドラマは二極化して、大した理由もなく大当たりするものと、全くの外れとに分かれる傾向が強まると、業界では囁かれているそうだ。

これが本当とすると、これからは「他人に自分の気分を決めてもらう時代」ということとになる。どうだ怖いだろう。

古来、「怒りの手紙は出す前に一晩置け」とされる。翌朝読み返してみたら、冷静に判断することができるというのである。気分のまま勢いで何かするな、というこの教えは、今後ますます重要になる。だってそれは「自分の気分」ではないかも知れないのだから。

こう書くと私の妻子に笑われそうである。気分屋の代表みたいなあなたに言われたくない。そうなんだよねぇ。

12　二番煎じの価値

「無効」の価値

現代の医療は完成された技術を代々伝えて行く「医術」ではなく、常に進歩変遷を重ねていく「科学」である。他の科学と同様に、その変化につれて世の中の考え方も変わる。以前は、ドラマの登場人物が白血病になったら、イコール死亡フラグであった。今は「治らない病気」としては神経難病や、癌なら膵臓癌などに取って代わられている。視聴者に、「この人は助からなくても仕方がない」と思ってもらうためには、ある程度克服された病気では都合が悪いのだろう。

一臨床医の私も、研究をしている。私がずっとやってきた臨床研究では、iPS細胞や、STAP細胞のような華々しい話は滅多にない。統計学が出て来てどっちの治療がよいかを「判定」する作業が多くなる。最近は降圧剤の臨床研究でデータの捏造があったとか報じられて、同業者としては肩身が狭い。

かのディオバン事件のケースは製薬メーカーの利益が直結するので、データ捏造と金との絡みが目立つが、不祥事は金がすべての元凶というわけではない。もっと多いのは、「研究者」としての業績を上げることが動機となっている場合である。

臨床の、つまり生身の患者からのデータには大きなばらつきがある。はじめに行われた少数例の検討ではいかにも有望に思えたものが、しばしば最後の最後になって、大規模な臨床試験で「無効」という無情な判定を下される。こういうことは日常茶飯事と言っていいくらいである。

じゃあその「無効」というデータは無意味かというと、そんなことはない。「これはダメだ」ということが明確になり、以後はそれを追究する代わりにもっと別のものを研究すればよい、と分かるだけでも意義がある。何より、患者さんに対して「そういう治療をしない」のは非常に大事である。かつて、乳癌に対する大量化学療法と骨髄移植という研究治療があったが、全く無効であることが証明され、以後の患者さんはそういうきつい治療を受けずに済んでいる。

しかし、「無効であると証明する」ことは重要だと、分かってはいても、ずっと研究して来た医者にとっては、最終結論が「今まで自分がやってきた治療法は無効」というのは空しい。それに、そういうデータは人が振り向いてくれない。それは当然で、他の研究者にとって、「これは効く」というのであればそこからの発展も考えようがあるが、「誰それの、この治療はポシャった」だと「あ、そう」で終いである。

よって、よほどのことがない限り、「無効」の結果は注目を集めにくい。医学論文にまとめても、それを掲載するべき雑誌が、「こんなの出しても（誰も読まないから）ダメ」と、ボツにしてしまうことが多い。それをやってた研究者（医者）は、自分が悪いのではないのだが、報われないことになってしまう。

私自身、いくつかの臨床研究を行い発表してきた、「科学者」の端くれであるが、やはりこの業界で認めてもらうためには「有効」もしくは「有望」という結論の論文を出さないといけなかった。そっちの方が「業績」として認められる。

世に認められなかった「オリジナリティ」

さてそこで、我々にとって重要な「業績」をいかに上げるか、である。データの捏造などというインチキは論外であるが、マトモにやったら、最後に「有効」と出るか「無効」と転ぶかは運次第のところもある。

大抵、ここで出て来るのは「オリジナリティ」という言葉である。他人と違った発想で、全く新しいことをやれ。科学に限らず、これこそが最重要事項であるのみならず、出世の早道のように言われるが、果してそうだろうか。

私は、これが最重要事項であることを否定はしない。オリジナリティなくしてはいかなる分野でも真の進歩はないだろう。ただ、個々人が「認められる」ためのベストの方策であるかどうかについては、経験上かなり疑問を持っている。むしろ、コミュニティで認めてもらうためには「二番煎じ」くらいの方が有効ではないかと思っている。

大体、誰が「オリジナリティを持て」なんて言ったのか？　大抵相場は決まっていて、自身が画期的な研究や業績を成し遂げた第一人者か、もしくはその大成功体験を引用して後進を鼓舞しようという崇拝者である。そういうごく一握りの栄光の過程が一般化されるのかどうかは、論理的にも実際的にも検証されていない。

オリジナリティを持っていながら、もしくは持っていたがゆえに、世に認められず失意のうちに終わった、なんて例は、探せばいくらでも出て来る。だって、真の「オリジナリティ」というのは、天才の発想で、ぶっ飛んだ天才というのは気違いと紙一重であろう。社会が、本物の天才を変人扱いするのは、ありがちではないか。

遺伝学の祖メンデルは、有名なエンドウマメの形質遺伝に関する実験によって、当時の「遺伝形質は液体のように混じり合って伝わるものだ」という常識を覆し、「遺伝子」というべき粒子によって受け継がれるものであるということを提唱した。

この「メンデルの法則」は、彼自身の存命中には全く評価されなかった。完全に無視されたわけでもなかったらしいが、方法論や発想があまりに先進的で、追試した研究者たちがついていけなかったことがその一因と言われる。35年後、3人の研究者が「再発見」し、ドイツ植物学会に発表されて日の目を見ることになる。再発見してくれなかったらこの「オリジナリティ」はそのまま埋もれてしまったことになり、またメンデル自身は結局「世に認められ」ずに終わっている。もちろん、だからといってこの「オリジナリティ」の重要性は損なわれない。ただメンデル個人の「出世」にはつながらなかったということである。

ところで、高校の教科書などにも、メンデルの実験結果はおなじみである。エンドウマメの種子には形が丸と皺の2種類あり、これを掛け合わせるとその子の世代ではすべて丸になる。その子同士を掛け合わせると、孫の世代では丸が3、皺が1の比率になるというものである。メンデルはエンドウの7つの形質についてこれを調べ、おのおの独立に、孫世代ではすべて3：1の比率で優性（丸）と劣性（皺）の形質に分かれるという結果を「得ている」。

ところがどうもこれが怪しい。メンデルが対象としたエンドウは形質が安定していたとか、7つの形質の遺伝子がたまたま別々の染色体にのっていて独立に動いたとかいう幸運もあったとされているが、データ自体が「きれいすぎる」のである。数百から数千個体の観察結果で、7つについての孫世代での優性形質の発現率がすべて75±1・5％の範囲内に収まっており、これは統計学的にはほぼありえない。このことはフィッシャーという統計学者が証明している。

お分かりだろうか？　たとえば、コインを投げて裏表、という単純な確率50％のことをやってみればわかる。100回ずつを7コースやって、すべて49対51もしくは50対50になる、ということは、実はほとんどない。自然界における偶然のばらつきというものは、かなり大きく出るのである。

現在では、メンデルのオリジナルの「データ」というのは、ほぼ捏造であろう、というのが定説になっている。全部でっちあげというのでなく、「大体3：1」というのに気付いたメンデルが、意図的に数え方を変更して、その範囲に収まるように「調整」したらしい。

何故メンデルがこういう不正をしたか、であるが、金のためではないことは明らかである。また、自説を認めてもらおうという「名誉欲」からでもなさそうである。逆に、あまりに単純に分かれているということが、当時メンデル説が受け入れられなかった要因ともされている。おそらく、聖職者だったメンデルが、「神の作った美しい法則」への思い込みから、半分無意識にデータの操作をしたのではないかと言われている。そうすると、科学者のデータ捏造というものは根が深い。俗世界の欲望だけでなく、神様の祝福さえもその動機となる。「事実は真実の敵である」と公言したドン・キホーテを、誰が笑えるか。

再発見の重要性

メンデルのデータ捏造の話は余談であって、本題は「二番煎じ」であった。本物のオリジナリティは認められるのに時間がかかることがままあるが、二番煎じは、ネタとしては一度出ているので、話はすぐに分かってもらえる。新人が世に認められるには、まず何をやっているかを理解してもらえないと話にならないので、その点かなり有利である。

私の業績なんかには大したものはないが、その中で高く海外にも評価され、いわば「売り出しネタ」になったのは、米国の試験と同様のものをほとんど同時進行で行い、タッチの差で少し遅れて発表した、という臨床試験だった。向こうも同じことをやっているから、あれか、とすぐ分かってもらえる。そして結果もすぐに比較対照して異同含めてともに検討できるので、「あいつのところはああいうことをやっている」と覚えてもらえるのである。逆に、欧米で全くやられていない試験をやった時には、「どうしてそんなことをしなければいけないのか」をなかなか理解してもらえなかった。

ことは科学だけに限らない。フジテレビが2003年にドラマ「白い巨塔」をリバイバルでやった時、プロデューサーM君は、「全くのオリジナルだと、これはどういう話か、を最初から説明しないといけないのですが、『白い巨塔』をまたやります、だとすぐに話が通じて楽です」と言っていた。それで浮いた時間と労力を有効に使えば、傑作ドラマができるのである。

ビジネスの世界でも、二番煎じはかなり有効らしい。堺屋太一によると、郊外居住、ターミナル百貨店、ビジネスホテル、ミュージカル演劇などの都市文明の要素を創作した先見性（オリジナリティ）をもったのは阪急グループの創始者・小林一三であるが、それを一々真似したのは松竹の白井松次郎と東急の五島慶太、そのまた五島の真似をしたのが西武の堤康次郎ということで、ここまではみな大成功している。

こういうことをつらつらと書いていると、志の低い凡人の処世術みたいで馬鹿にされそうだが、ちょっと開き直らせてもらうことにする。

以前私は、世の中にはリーダーだけでなく、参謀も兵士も必要だと書いた。集団のすべてがリーダーになるなんてありえず、全員がリーダーを目指すなんてどこかおかしい。同様に、みんながみんな唯一無二の天才であるはずがない。天才のプロセスから出て来た「秘訣」が、万人の成功への道になるはずがなかろう。

自明のことだと思うのだが、「やれば必ずできる」なんて大嘘である。例えばプロ野球でもスターになれるのは一握りであって、大多数の若者が挫折して球界を去る。すべて、本人の意欲と努力の欠落のせいというのか。一握りだからこそ「スター」なので、全員がそこに到達することはあり得ない。してみると、全員に「スターを目指せ」というのは無責任である。そのような掛け声に煽られてできもしないことをしようとした、その挙句の失意の結果を、第二の人生に活かせればよいが、ただ貴重な時間を棒に振っただけの若者も多かろう。

「やりたいことを一生懸命やれば、夢が叶う」なんて幻想を、自分一人が信じるならまだしも、他人に強要するのはやめるべきである。社会において我々がするのは「やりたいこと」よりもまず、「やらねばならぬこと」もしくは「できること」なのである。

そして世の中には、オリジナリティはなくても、誰かがやらないといけないこと、および「私にもできること」は沢山ある。二番煎じによる再発見の重要性というのは、メンデルの例に限ったことではない。

もう一つだけ例を挙げる。心臓カテーテル法、つまり血管の中を通して心臓まで管を入れるという方法の最初は、1929年にドイツのフォルスマンという人が、自分の腕を切開して、尿道カテーテルつまりオシッコの管を心臓まで入れ、レントゲン撮影でちゃんと心臓まで入っていることを確認したことに始まる。

ところがフォルスマン先生自身はこのことで勤務先の病院をクビになり、以降はほとんど研究をしていない。1956年に、心臓カテーテル法の開発に対してノーベル賞が出ているが、受賞者は、その後この方法を実地に臨床応用までもっていくのに中心となったアメリカの二人の研究者と、フォルスマン先生だった。

ここで「実際に開発をした」アメリカの研究者たちと、蛮勇を奮って「そういうことが可能である」と身をもって示した（だけの）フォルスマン先生の、どっちが偉かったかなんていう議論は不毛であろう。先駆的な業績というのは、それに続く仕事がなければ、ほとんどの場合、大成はしない。科学の世界では、「一発目」が出た後の confirmatory trial（確認試験）は極めて重要である。たとえ、多くの場合、最大の栄誉は「一発目」を出した「オリジナリティ」に与えられるものであっても、である。

二番煎じの哲学

ところで、多少矛盾した言い方になるが、実は「二番煎じ」にも、それなりのオリジナリティは要求される。数多くある「一発目」から、どれが本物かを見抜き、そちらに精力を注ぐ鑑識眼が要求されるからである。先の、小林一三を真似した松竹や東急はその好例だろう。二番手なら、すぐ前に手本があるから、真似をしながら修正して、オリジナルを改善することもできる。しかしながらその先は、段々と「出涸らし」になって、質が落ちて行く。

よって、「二番煎じ」に比べ、「三番煎じ」以下は、ぐっと価値が下がる。新薬の開発でも、一発目の薬より二番手の方では欠点が修正されてむしろ良い、ということはそれなりにあるが、それ以降の、俗称“me too drugs”にはあまりヒットはない。実際、規制当局の承認も、二番煎じまではスムーズだが三番手以下は途端に厳しくなるようだ。誰の目にも「これはモノになる」と明らかになってから追っかけたのでは遅い、というのは、株式投資の話に限ったことではない。

そして、「二番煎じ」というのは、レンホー議員の「二番じゃいけないんですか」というのと根本的に異なる。あれはスパコンの性能競争の話だったが、すでに「同じ土俵で競争している」という事実がある以上、そこでのトップというのは「ベストの二番煎じ」の争いであって、大本のオリジナリティは土俵を作ったことにある。だから、土俵上で「二番」に落ちてしまうのは、実際には「三番煎じ」以下の有象無象になることと同じという瀬戸際なのである。

二番煎じも質が重要なのは、リバイバル「白い巨塔」は名作となった一方、凡百の粗製乱造「続編」ドラマがコケていることからも明らかだろう。

さて松竹の白井松次郎は、小林一三に、「あなたはどうして私の真似ばかりするのか。私が苦労して世間にはやらせたと思ったらあなたがやり始める」と難詰されて、「あなたのように、冷たいうちから風呂に入って沸くのを待っているのは愚かなことだ。風呂とは沸いてから入るものだ」と嘯いたそうである。ここまでくると「二番煎じの哲学」にも、堂々のオリジナリティがあるではないか。

13　ピークのあとは下るだけ

都知事選を振り返り

選挙は常に衆愚の鏡で、候補者はいつもロクデナシだらけだが、それでもなお、今回の東京都知事選挙は特別ひどかったという感が強い。新潮社の友人と会食した時も、「ところで都知事選だけど……」と言い出した途端に二人とも絶句して苦笑い、であった。

私みたいな素人でも、今回の選挙が盛り上がらなかった理由ならなんとなく見当がつく。脱原発が論点にならなかったからではない。「論争」していた、またはするべき、候補者の面子が、すべて既にピークを過ぎた人達で、しかもそのことが誰の目にも明白だったからである。

めでたく都知事になった舛添さんにしたって、「首相にしたい政治家第1位」の時代からかなり色褪せている。厚生労働大臣を射止めた介護経験の「売り」も眉唾説が根強く、元奥さんからDVまで暴露され、人格的な評価はボロボロである。サイテーの人格でも有能な都知事になれないわけではないが、そういう疑念があれば支持者も盛り上がらない。

対する細川さんは「ピークが過ぎた」最たるもので、顔には死相が出ているようだった。あの佐川1億円事件は自民党の陰謀とかいう弁護もあったが、仮にそうだとして、知事になったら、再び都議会自民党からの強烈なバッシングにさらされる。あの顔を見て、それを乗り切れると思う方がどうかしている。

これを担ぎ出した小泉元総理にしたって、小泉劇場の後、「改革」に対する囂々《ごうごう》たる非難が渦巻いている現状で、郵政選挙時の熱狂の再現なんて狙う方が図々しい。あの「ピーク」はもう来ない。二度とないからピークなのである。演説会での姿は、昔の人気が忘れられないスターが、かつての神通力に縋り付くような、痛々しいものであった。聴衆には大人気だったそうだが、昔のアイドルには昔のファンがいて、ファンの側も往時を忘れられないのである。

まだ宇都宮さんは、前回が猪瀬前知事にぼろ負けだったので「ピークを迎えた」とは思われず、細川さんよりも健闘した。ただ共産党はともかくとして社民党の推薦を受けたのは失敗だったと思う。その昔、二大政党の一つとして「ピーク」だった社会党のなれの果てが、もうすぐ消滅しそうなミニ政党になっているのはみんな知っている。その「応援」なんて、疫病神にしかならない。

田母神さんも、航空幕僚長をクビになった時に比べ迫力が落ちたなあ、と感じられた。新保守の流れみたいなのに乗っかってそれなりに票を集めたが、惜しむらくは石原慎太郎やデヴィ夫人など、明らかに「昔は勢いがあったのに」系の応援団が、田母神さん自身の「ピークを過ぎた」感を演出してしまったようである。

あとは下るだけ

ピーク時には人は信じ難い力を発揮する。今振り返って、どうして山本太郎が参議院に当選したか、また猪瀬直樹が史上最多の票を集められたか、合理的に説明できる人がいるだろうか。この現象は「勢い」とも「旬」とも、また「風」とも表現されるが、私はあえて「ピーク」という。ピークはいずれ過ぎて、そこからは下り坂になるという、当然の事実を忘れないためである。

山本太郎や猪瀬直樹は自分でピークを自覚していなかったからハッピーでいられたが、自分でも「ここがピーク」と分かってしまうと、それは恐怖の対象にさえなる。前漢の武帝は周辺諸国を次々と征服して中国史上最大の版図を達成した挙句、「歓楽極まりて哀情多し」と詠んだ。秀吉が天下統一した時にどういう思いをしたかは分からないが、その後の無茶な朝鮮出兵や明の討伐計画などは、「自分がピークに達した」ことを必死で否定しているようである。頂上からはその先の断崖絶壁が見える。上り坂はそれを視界から隠してくれる。

ここで甚だ唐突に横道にそれるが、大恋愛の末に結ばれたカップルは、結婚式の時、「幸せ」なのだろうか。大きなお世話と言われればそれまでだが、誰がどう考えたって「ここがピーク」、というのを大勢にお披露目して、その先の下り坂が目に入らないはずはないと思うのだが。

そして実際、恋愛結婚の方が離婚率は高いのは周知のことである。理由は明らかで、ピークが最初に来てるのだからあとは下るだけ、になる。緩徐な斜面ならなんとかいけるにしても断崖でクラッシュするのが出ても無理はない。

私の母によると、明治の末の生まれの私の祖父は、「見合いというものは、話が決まってからするものだ。犬猫じゃあるまいし、会ってから断るなんてことがあるはずない」と断言していたそうだ。そういう時代の新婚夫婦には、いくら周囲から祝福されても、「幸福の絶頂」なんて感覚などなかっただろう。だがむしろそこが「スタート」だから長続きもするのではないか。そしてその途中に「ピーク」があり、そこから下って熟年離婚……縁起でもないからこの話はここでやめる。

本論に戻る。「坂の上の雲」を目指していた時代、「追いつき追い越せ」をスローガンにできた高度成長期を「あの頃は良かった」と懐かしむ論調は多い。しかし、客観的に考えると、「坂の下」にいる時より、「坂の上」に登った時の方が、進歩改善があって当然である。実際に種々の統計をとってみれば、現在の方が「幸福である」要素は多いはずである。だけど「昔は良かった」と思えるのは、つまりは「先のことを考えなくても良かった」ということなのだろう。

ところがこういう心理的要素のみならず、「発展途上にある」方が、目的が達成されてしまうよりもベター、という面もあるらしいから話はややこしくなる。

故・高坂正堯京大教授は、1981年の名著『文明が衰亡するとき』（新潮選書）の中で、こういう例を引いている。１９８０年代のアメリカ大統領選挙はすでに大変なマラソン選挙になっており、候補者は、統治能力と直接関係のない体力・資力および神経の強さを必要とするようになった。こうなったのは、大衆民主主義の過剰によって、予備選挙が重要になり過ぎたためである。

伝統的には、大統領選挙は民主共和の両党の「プロ」が候補を選び、そこから決選投票が行われた。しかし大衆民主主義の昂揚により、二人に絞られてからではなく、その候補者を選ぶのにも国民が投票する予備選挙の制度が作られた。それでも、１９５０年代ごろまでは、予備選挙は一部の州でのみ行われ、４分の３くらいの州では党の組織が候補者を決めていたので、予備選挙はそれだけでは候補者を決定するほどの比重はなかった。世論の動向を示すサンプル調査みたいなもので、これも参考にして「プロ」の政治家が候補者を決めたのである。おそらくこの時代が最もバランスが取れていた。

けれどその後、大衆民主主義の第二の昂揚のため、大多数の州で予備選挙が行われるようになり、この結果で候補者が決まるようになった。そのため政治家のエネルギーを際限なく消費する大選挙戦となり、政治家の資質なんてそっちのけになってしまい、「選挙屋」でなくては勝てないように変わってしまった。

言うまでもなくこの傾向は、21世紀になってさらにひどくなっている。大統領選で誰が勝つのかを予想する最大の根拠が、「その候補が集めた金額」になっている有様である。

高坂先生はこう注釈をつけておられる。「以上の展開は、民主主義というものは、民主化の途上がもっともよく、民主化がなされてしまうと問題が出てくることを示唆している」、と。私は、すぐその次に続く一節に唸ってしまった。「そして、ものごとは大抵そうである」

達成されるべき理念は、達成されたその後に堕ちていくのではなく、達成された時すでにして理想から乖離してしまうのである。実は、理想が出現するのは理念が達成される途上であって、達成された時には消えてしまっているのだ。

努力のデフレスパイラル

ところでこういう議論は、高坂先生くらいの碩学の冷静な分析であればよいのだが、ともすると、「頑張ったって、どうせなんにもならないよ」というような悲観的もしくは虚無的な態度のもとになってしまう。特に、国家や民族全体として、「ピークを越えた」と思われるような気分の時代になれば尚更である。

末に博士になってどうなる、大臣になってどうなると言われれば、確かにどうってことはないのかも知れない。マキコさんの旦那さんみたいに、防衛大臣という要職についても、無知無能を暴露されて天下の笑いものになるだけなら、なんのためになったのかということになる。

もっと言えば、オリンピックで金メダルとってどうなる、その先の人生の方が長いとかいうことになる。確かに「その先の人生」で犯罪者にまで転落したメダリストも何人もいる。だけどそんなこと言ってたら、すべての努力は虚しいということになって、デフレスパイラルみたいなことになる。

以前にも書いたが、「白い巨塔」の医学部教授の権威はガタ落ちである。こういうのは、みんなが「権威ある」「凄い」と思ってくれないと、実体も伴わなくなる。教授の力の源であった権限に、学位（博士号）の授与というのがあるが、なに医学博士号なんて、なくったたって別に大して困らない。「実害がない」ことにみんなが気づいてしまったらそれまでである。

つい最近、今時の教授業の悲哀というのを聞いて、驚いてしまった。若い医局員が、

「(文献の) 抄読会や勉強会なんて、つまらないからやめましょう」「教授回診も、めんどくさいからやめましょう」と出て来なくなってしまうらしい。教授が「私は何をすればいいのかね」と聞くと、「いいバイトの口を世話して下さい。それが教授の役目でしょう？」とか言われる始末だそうだ。教授は威張りくさっていなければいけないというわけではないが、ここまでくると同情する。第一、教授先生もそれなりの業績をあげて上りつめたのである。ピークそのものをバカにしてしまうのはさすがにまずいだろう。

前章で私は、できもしないことをやるなやらせるなと書いたが、むろん、それとこれとは話が別である。やるべきこと、できることをきっちりやった人は評価されて然るべきであり、そういう努力を放棄してしまえばあとは退化あるのみになる。

出世や名声のためでなくても、真っ当な努力をしていれば人はそれなりに坂を上って行き、好む好まざるにかかわらずやがてはピークに達する。そこから坂を下りて行くのは仕方がないにしても、せめて人から「下り坂」とは思われたくないし、まして他から蔑まれるような羽目にはなりたくない。いかがすべきか。

理屈からすると、「下り坂」と思われないための方法は、「ピークになった」と悟られないのが一番であろう。よくＮＨＫの人気アナウンサーが、大枚の移籍金を積まれてフリーに転向することがある。私の偏見かも知れないが、大概はその後ぱっとしない。別に人気面でぱっとしなくても、NHKの給料よりも多く稼げているのであればこちらがとやかく口を出すことではないが、本人も「こんなはずではなかった」と思ってるのではなかろうか。

これはつまり、大金を手にしてフリーになる、という時点で、「自分はピークにある」ということを実にわかりやすく提示してしまったためだと考えられる。一旦ぐっと上昇し高みに達すると、その後が転向前と同じくらいの活動度なら、「ピークを過ぎた」と判断されてしまうのである。

畑恵というNHKアナウンサーがいた。ニュース番組で人気を博したが、若くしてフリーになった。上層部から好き勝手なコメントをするなと注意を受けたのも一因と言われている。その後、民放キャスターをした後に留学し、「政界失楽園」と称される大恋愛の末に船田元代議士と結ばれ、自身も参議院議員を務め、と「大活躍」ではあるのだが、どうにも「イタい」印象がつきまとう。

この人がNHKを颯爽と退職する時、ある新聞がインタビュー記事を載せた。その最後にインタビュアーが、「この人が今、一つのピークにあるのは間違いない」というコメントをつけていたのが印象的であった。ああこの記者は、畑さんがよほど嫌いなのだな、そしてほとんど呪詛の言葉を投げかけているのだな、と思ったのをいまだに記憶している。

その一方、今をときめく有働由美子アナウンサーは、人気がなかなか衰えない。彼女はずっとＮＨＫにいるが、「中での出世」はまだまだ先があるので、会長になるまで（そこまではないか）、少なくとも形の上では「ピーク」と見えない。私は別に、畑さんと有働さんのどちらが人生の成功者か、などと考えているのではない。あくまで外から見た印象の話であるので、畑さんが「私は人気商売ではない」とおっしゃるのならそれで構わない。

目標の切替

こういうのはしかし枝葉のことであって、本筋は、不可避であるピークを実際に過ぎてしまった後にどうするか、である。武帝のごとく虚脱状態にならず、秀吉のような無理筋に走らないように。

中国では新王朝が樹立されると、天下を統一した皇帝が、今までの部下や身内も含めて片っ端から粛清や虐殺に走るケースが多い。漢の高祖劉邦、明の太祖朱元璋、共産党の毛沢東その他数え上げると切りがない。ただし例外もあって、その一人唐の太宗李世民は、名臣魏徴に「創業は易く守成は難し」と言わせ、「すでに創業はなったのだからこれからは守成に向けて皆と慎もう」と答えたとか。つまりは「目標の切替」である。こんなことは私が指摘するまでもないだろうからこれ以上の一般論はやめておく。

それよりも、さんざん人さまを論《あげつら》った手前、自分のことも書いておかないと不公平だろう。かつて私は、新潮社を通して、ある高名な評論家の方の奥様のご病気について相談を受けた。よせばいいのにわが編集者は私のことを、「共通一次試験全国トップの秀才」と紹介した。これは全き嘘ではないはずだが、確たることは私も知らない。なにより、医者の力量と何の関係もない。否定するのも面倒だったので、私は「あの時が私の人生のピークでしたね」と答えておいた。後でその評論家の方がそのことを雑誌に書かれていた。

それを読んだ家内は、「私はピークをとっくに過ぎた人と結婚したの!?」と、いたくご立腹だった。そんなの、シャレに決まってるじゃないか、となだめてもなかなか収まらない。

実のところ私の母も、今の私の体たらくに不満らしい。子供の頃喘息で苦しむ様子を見かねて、いっそ首を絞めようかと思っていたが、あれだけ学校の成績が良かったから、生かしておけばノーベル賞でも取るかと期待していたのに、なんだこの程度だったか、などとのたまうのには閉口する。なまじテストの成績が良いと、こういうふうに後々祟るものとは気づかなかった。気づかなかったからあの時は得意になっていられたのか。

では医者としてはどうか、というと、齢50を越えて手は震え目は霞み、得意の滑舌ももつれてきた。臨床医の能力としてピークを過ぎたのは明らかである。そこで「目標の切替」とばかりに生物統計学など、ニッチな領域に手を出したりしている。臨床の経験をもとにいろいろ書いているのもそういう一環だろうか。

なに？　それでは物書きとしてはどうかって？　鋭い質問だが、ここで紙数が尽きた。いや残念だなあ。

医療ドキュメント・ノベル　約束

敷地の関係で、病院内での私のオフィスというか机は病院建物の中にはない。病院が、隣接するビルの3階を借り上げて、そこに図書室と部科長つまりある程度役付の医者達の居場所を作っている。そこは個室にはなっておらず、パーティションによって区切られたスペースが個々に割り当てられており、私のように、各部の部長の下に位置する科長と名がつくポジションでは、4人に対して4・5メートル×3・6メートルの共有空間が与えられている。これをキャビネットや本棚で区切ってプライバシーらしきものを作り、パソコンがおいてある机の前に座る。私はその「4人部屋」の奥の方に陣取らせてもらっているので、外から覗かれたりすることはないのが有難い。机の上はパソコンやプリンター、各種の資料で雑然としている。こんなところに重要書類を置いておくとすぐにどこに行ったか分からなくなるので、電話番号表や予定表の類は、パーティションの壁に画鋲で留めてある。
私が座っているすぐ左手の壁には、入院患者の娘さんが描いた私の似顔絵が貼ってある。絵の中の私は、いつもよりもきちんと髪を分け、滅多にしていないネクタイを締めて、本物よりもはるかに小ぎれいな恰好で、花や星に囲まれて微笑んでいる。左下に「にしだえみ7さい」と画家の署名がしてあって、私の姿の右にはこうメッセージが記されている。

さとみせんせい
いつもありがとうございます
おとうさんをなおしてください。

私はしばらくこの絵を見つめていた。つい今しがた、私はこの子の目の前で、その患者の死亡確認をしてきた。
患者は40歳になったばかりの男性で、発熱と腰痛、全身倦怠感で近くの病院を受診した。診察した先生がレントゲンで右肺に影をみつけ、うちの呼吸器外科に紹介した。胸部レントゲンの影それ自体はそんなに大きくなく、専門外の医者なら見過ごしてしまいそうなくらいだったが、外科で検査を始めるや否やリンパ節転移と副腎転移、それに脳転移がみつかってすぐに内科へ回された。この段階でまだ癌の診断はついていない。どういうことかというと、CTなどの画像診断では間違いなく肺癌なのだが、癌細胞が証明されないと「確定」診断にはならないのだ。とはいえ病気は待ってくれないから、検査を進めながらでも治療はしていかなければならない。問題になるところから、部分的にでも。

内科外来に来られた時、腰痛の悪化のためすでに患者さんは車椅子であった。言うまでもなく痛みの原因は骨転移である。大腿骨から股関節、骨盤、おまけにかかとの骨にまで転移していた。これでは歩けないだろう。その日は奥さんはついておられず、弟さんとお母さんが付き添っておられた。

外来で、肺癌の可能性が高いこと、しかしまだ「確定」ではないので検査はしていかなければならないこと、肺癌にはいくつかタイプがあって、それによって治療法が多少とも変わること、そしてそれは画像からは判断できないので、どうしても腫瘍の一部を生検で取って来ないといけないこと、を説明する。そこまではいい。

「そして、今の痛みの原因は、骨への転移だと思います。まずは痛み止めを使って行きますが、いずれ放射線治療もやらないといけないと思います。あと、熱の原因ですが、副腎というところにも影があって、これも転移の疑いが強い。ここに病巣があると、熱を発することがよくあります。これは対応する解熱剤がありますからなんとかなります。ただ、明らかに病気は全身的な、言葉を替えて言うと内科的な、広がりを持っていますので、外科的にどこかを切って取れば治る、というものではありません。全身の病気として、内科の治療を考えて行くことになります」

患者と家族の顔つきから、ある程度覚悟しているのがよく分かる。家族も、後から「本人の前であんなにひどいことを言うなんて」と泣き言のような苦情を持ち込むタイプではなさそうだ。ここは一気に言ってしまった方がよいだろう。

「まだタイプも分からない段階ですが、この病気には、まだ特効薬はありませんので、治るかどうかと言われたら、治りません」患者の表情は変わらない。「治らないということはどういうことかというと、持病になります。持病持ちというのは鬱陶しいものですが、そこは仕方がないと諦めて、病気とつきあっていただくことになる」患者と家族は深く頷いた。表情は、多少和らいだようであった。

しかし私は、これに加えて更にもう一つ嫌なことを言わないといけない。「それと、……」私が家族なら、一番聞きたくない接続詞だろう。まだこの上何かあるのか。

「それと、脳のＭＲＩで、陰影が見られます。残念ながら、転移でしょう。まだこれは症状として出ていませんが、脳はやはり一番大事なところですから、確定診断がつく前でも、治療を始めた方がよい。放射線治療です。なのでこれから、頭への放射線治療をやりながら、肺の影の確定診断を生検でつけていくことになります。当然入院が必要です。これからすぐ入院して下さい」

家族は、ほっとしたような顔をした。入院させてもらえないか、と頼む前にこちらが指示の形で入院だ、と言ったから。もちろんベッドがそうそう空いているはずもないが、昨日外科からこの患者を頼むと打診された段階で、病棟と事務に根回しはしておいた。それだって事務はすぐにＯＫ、と言ってくれない。

「一杯です」

「そこをなんとか。こんなの帰せないよ。17階のこのベッドは電子カルテの画面では空いてるようじゃないか」

「そこは明後日、ＨＣＵ（高次治療室）から患者さんが移って来る予定になってます」

「明後日だろ？　だったら1日余裕がある。そうこうしてるうちにどうにかなるだろ。明日のことを思い煩う事なかれ、とイエスさまもおっしゃっている」

「何ワケの分からないこと言ってんですか、先生」

「どうしても空かなかったら俺の受け持ち患者を、予定を早めて退院させる」

「それ、当てにしていいんですか？」

「俺が嘘をついたことがあったか？」

「今月はまだ1回だけです。先月に3回くらい……」

「まあそういうこともあるけど、そんなの、患者のことだから仕方ないよ」

「先生、先に17階病棟に話をしてしまってるでしょ？　困るんですけどそれも」

「堅いこと言わないで。病棟がOKしてるんならそれでいいじゃん」

「分かりました。けど、どうしてもベッドがないときは、本当に先生の患者さんの退院をお願いしますよ」

「ああ了解。ありがとうね。そのうち良いことあるよ」

熱は予想通り癌によって発生する腫瘍熱であり、それに効く解熱剤で下がった。脳転移への放射線治療は2週間の予定で開始された。痛みについては、モルヒネ系含め痛み止めをかなり思い切って使い始めたつもりだったが、あまりはかばかしくはなかった。鎮痛剤のうち麻薬は、効果は高いのだが量に個人差が大きいので、この患者に合った使用量が決まるまで時間がかかることがある。この患者西田さんは、なかなか痛みがとれず、副作用の便秘や眠気の方がつらいと言って頓服での使用や増量を渋った。そこをあれこれ説得しながら量を調整する。骨転移からの痛みなのだからそこへ放射線を当ててもいいのだが、転移は骨だけでもあちこちにあり、全部に照射するとそれだけで身体が参ってしまう。

それでも治療が始まって、患者はひとまず安心したようだった。検査にも協力的だった。「治らない」という引導を渡してはいたが、なんとか良くなって、という「希望」はひしひしと伝わって来た。

西田さんの奥さんを最初に病棟で見かけたのは入院後数日してからだったか。本人のお母さんとの関係も問題なさそうで、病状については特に追加で説明することもなかった。

「とにかく、脳への放射線治療はやらないといけませんので、先に開始しています。その間に、病巣に針を刺して、病気のタイプなどを調べます。この検査も、結果が出るまでに1週間くらいかかりますが、どうせ脳への放射線治療をしている間は他の治療はできませんし、また痛み止めの量の調整もちょっと時間がかかりますので、いずれやらないといけないことをその間にやっている、ということです。もう一つ言えば、先々の抗癌剤治療の開始に備えて、事前にやっておかなければいけない副作用予防策もすでに始めています」私は、検査の結果待ちの間も含めて、時間のロスはない、ということを強調した。それが今の西田さんにとってどのくらい意味をもつのかは疑問である。有り体に言えば「何をいまさら」のレベルかも知れないが、西田さんと家族の気持ちを切らさないためには必要なことだ。

腫瘍生検の病理診断レポートが出た。多形癌《プレオモルフィック・カルシノーマ》。うぇ、よりによって、と天を仰ぐ。最も進行が早く、かつ、最も化学療法が効きにくいタイプである。奥さんと、お母さんと、本人に結果を伝え、もう一度「残念ながら治りはしないが」ということだけは念を押した上で、かくかくの抗癌剤を組み合わせた治療を予定する、と説明する。このタイプがきわめて悪性で、化学療法も効かないことが多い、とは言わなかった。

ここで素人には分からない専門用語をすべて開示して、「化学療法の見込みも厳しいと思いますが、どうしますか？　何もしないで対症療法だけ、という方法もありますが」と聞くべきだ、それが患者の自己決定権の尊重だと主張する医師は多い。むしろそれが現在では多数派であろう。だがそれが「患者のため」だと私は思わない。医者から「どうしますか」って言われても向こうも困るだろう。それにどうせこの若い患者は、家族共々、「治療する」と言うに決まっている。「何もしない選択肢」云々なんてすでに見放しにかかっているような台詞を、治療前に医者から聞きたいと思う患者なんているのか。こういうタイプであったら、見通しは厳しいけれどもまだ一番期待できるものとしてこの薬を、というのを私はすでに予定していた。結果は、見込みの多寡はあっても最終的には「やってみなければ分からない」のだ。最善を望み、最悪に備える（Hope for the best, prepare for the worst）とよく言われるが、最悪には「備え」ればよいのであって、患者や家族に暗い見込みを伝えても、「最善を望む」気持ちを挫くだけで、「最悪に備えた」ことにはならない。

化学療法の点滴が始まって最初の日曜日。幸い、西田さんの副作用は大きなものはなかった。ただやはり腰から足にかけての痛みは十分にコントロールされてはいなかった。いつもの日曜日のように、昼過ぎに病室へ行く。私は平日は、いわゆるベン・ケーシー型の短い診療衣の上に長い白衣、そして白のズボン、と上から下まで完全な労働着の格好だが、休みは普通のシャツの上に背広型の白衣をひっかけて、わざと、ふらっと寄ったような形で病室に顔を出す。その日は奥さんと、小学生くらいの女の子二人がベッドサイドにいた。3年生と1年生だという。「こんにちは」私はなるべく優しそうに笑って小さい子の方の頭を撫でたりするが、嫌がってか恥ずかしがってか、お母さんの陰にすぐ隠れてしまう。上のお子さんの方は私に頭だけ下げてくれた。

簡単に症状を聞き、いつも通りの診察をし、どうでもいいような注意事項を伝え、明日明後日の予定を話して、「それじゃまたね」と子ども達に挨拶して部屋を出る。今度は下のお子さんもペコリと頭を下げてくれた。

化学療法を開始してから10日ほど経過した。胸部レントゲンでは、多少ではあるが明らかに、腫瘍は縮小傾向を示した。受け持ちの研修医のＰＨＳを鳴らす。

「里見だ。西田さんのレントゲンを見たか？」

「すみません、まだです」

「（チッ）今そこで電子カルテは開けるか？」

「できます」

「じゃあすぐ見ろ」

「はい……出ました」

「どうだ？」

「あんまり変わらないような……」

「張り合いのない奴だなあ。上葉の原発も、肺門のリンパ節も、明らかに縮小している。ちゃんと比べて見ておけ」


本当はそんなことを伝えるためにコールしたのではない。こういう腫瘍では、一旦縮小してもまたすぐ再増大することが多いからそんなに喜ぶな、患者や家族に伝えるのも慎重にしろと言うつもりだった。しかしそれ以前に、変化が分からないのだから話にならない。

そのくせ私自身、回診で本人に、「癌は小さくなっている」と話してしまう。辛い症状に耐えている本人にとって、やはり何か「良いニュース」がないと気持ちを切らさないのも難しいだろう。これで患者の表情が明るくなるのは嬉しいが、その一方そんなに喜ばないで欲しい、と私は身勝手なことを考える。

案の定、1週間後の次のレントゲンではすでに再増大の傾向が見られた。そのことはあまり患者に伝えず、そのまま2コース目を行うこととする。幸いなことにこの間、西田さんは数日ではあるが車椅子で退院することができた。多少は気分転換になるだろうか。

3コースの化学療法を行い、腫瘍は一旦やや縮小して再増大、の繰り返しである。2コース目の後で撮ったCTでは、腫瘍は一部に増大傾向がみられる箇所もないではないが、他のところでは贔屓目に見てちょっと良くなっている。こういう場合、本来は化学療法の効果としては「出ていない」と判断するのが通常である。ただこの患者では、他に切り替えるべき治療法もほとんどない。本人に結果を伝え、継続の方針に了解をもらう。「一部改善、一部いまいち」の結果から、本人は、間違いなく私の判断よりも効果を良い方に解釈している。その後、病巣近くの肺の空気の入りが悪くなる、部分無気肺の状態になる。もちろん腫瘍の悪化の可能性が高いが、決定的な証拠ではない。いずれにしてもこれが起こると、レントゲンでは変化が分かりづらくなる。これ以降は次のCTまで、「効いている」のかどうかの判断は難しい。

骨転移による疼痛はなかなかコントロールがつかず、化学療法のスケジュールの合間を縫って最も問題となる大腿骨と股関節の周囲に放射線照射を行う。それでも痛みは取り切れない。どうみたって治療効果は不十分ではあるが、では全然効いていないかというと、そうでもなさそうに思える。多形癌は週単位のスピードで急激に増悪することが多いのだが、少なくともこの患者では肺の陰影や血液のデータは2か月近く、それなりに安定している。だが肺の「影」と血液の「データ」? そんなものに意味があるのか? あるかも知れないし、ないかも知れない。それを確認する余裕はない。

何度か入退院を繰り返しながら西田さんは治療を続けていた。入院している期間の方が長かったが、3回目の退院をしている時に、下のお嬢さんの七五三ができたと言って喜んでいた。

しかしその後すぐ、すでに放射線治療を行った大腿骨が、転移のため骨折を起こす。整形外科は、手術で骨をつなげることは可能だと言うが、「ただし生命予後が3か月以上あれば」、という条件をつけた。つまり3か月無事に生き延びることができなければ、手術は無意味であるということだ。普通に考えれば、その時点での西田さんの予後は、そんなにはない。やむを得ず、ほとんど寝たきりのまま強度を落とした化学療法を続ける。これで一定以上の病状の安定が得られれば、その治療の合間を縫って（こればっかりだな）、手術を頼めるかもしれない。家族にそういう話をしてみたが、お母さんはむしろ私より冷静である。「とても手術なんて、考えられる状態ではなさそうだし」それはそうだ。すでに癌による消耗でやせ衰え、西田さんの両脚は奥さんの腕よりも細い。脛骨の前面が突出し、ふくらはぎや太ももの筋肉はほとんど失われていた。顔貌は、頬やこめかみの皮下脂肪や筋肉が落ち、頭蓋骨の形がそのままはっきりわかるほどになった。顔色はどす黒く、貧血の有無も判定できない。痛みの治療は、麻薬の持続的な皮下注射によって行うようになっていた。

私はいつまで化学療法なんてやるのか。しかし、止めるべき大義名分が立たない。治療が無効であるという確たる所見はまだどこにもない。化学療法によって、白血球や血小板は下がるが、それこそ「データ」以外の、患者本人の苦痛となる副作用はほとんどみられない。西田さんは、全く弱音を吐かない。私が、次はこれをやる、来週はこれを行う予定であると話すと、一々頷いて、「分かりました」と言ってくれる。

「先生、西田さんって、どうなるんですかねえ」

患者より先にこの膠着状態に音を上げたのは途中から担当医を引き継いだ松村である。こいつは卒後間もない研修医ではなく、九州のある大学の医局から私の病院に1年間勉強に来ている奴で、すでに4年ちょっとの臨床経験がある。こういうのがついてくれると私は非常に助かる。

「まあなあ、そんなには効いてないようだけど、多形癌にしては保ってる方だよなあ。まだ効果判定することもできてないから何とも言えない」

「いつごろやりますか」

「年明けくらいのCTで、かな。入れておいてくれ」

「分かりました」

「やっぱり無効、という判定になるだろうと思うけど、もしそれなりに安定しているようなら、今の化学療法だったらやりながら大腿骨の手術を組むこともできるかも知れない」

「できますかねえ」

「多分無理だ。だけどこの多分、は俺たちが考えての多分、だからな。絶対に無理だ、あきらめろ、というだけの根拠は今のところない。それに、患者も、家族も、まだ希望持ってるだろう」

「そうなんですよねえ。家族も分かってはいるのでしょうが。痛がるのを見るのは辛い、って言ってますし」

「本人はいつも前向きなんだよな。とにかく俺たちが、何かやっている、やることがあると言っていることがこの人の希望になってる。それって良いことだかなんだか分からないがな。いつもだったら俺はもっと早く効果判定して、早く治療打ち切りを考えるけど、今はさすがにできない」

「そうすると年末年始は」

「何もしない。入院させてるだけだ。本人と家族にもそう言っておいた。安心したような顔してたよ。とにかく、何か考えるのは年明けでいい、ということだからな。正月は余分な心配させないでおこう」

　この患者が、「何かやることがある」のを支えとしている、というのは私の判断の狂いではないはずだ。ほとんど幻影に近いもので釣りながら、ひたすら破滅的な判断を先送りする。その幻影を我々は「希望」と呼んでいる。

「先生、西田さんって、どうなるんですか」

病棟婦長から同じことを聞かれた。傍からは泥沼の状態のように見えるだろう。その通りなんだけどね。

「明日なき戦い、だな」

「は？」

「先の見込みは全く立たない。今、目先のこととの対応で手一杯だ」


病棟の廊下で、ナースから「西田さんのお嬢さんから、先生に、ですって。受け取ってあげてください」と、あの絵を渡されたのは12月の半ばである。クリスマスだなということはすぐに分かった。ナースステーションには、「かんごふさん」バージョンのその子の絵が、上のお姉ちゃんが描いた絵と一緒に飾ってあった。お姉さんの絵には中央に「かんごふさん」が描いてあり、その周囲にはクリスマスケーキやツリーがあしらってあったが、メッセージはなく、ただ「西田真希9さい」という署名だけが左下にあった。えみちゃんの絵は、同じくナースの姿の周囲に花だのハートだのツリーだのが描い

てあり、「にしだえみ7さい」のサインとともに、

かんごふさん
いつもありがとうございます
おとうさんをたすけてください。

というメッセージがついていた。

「おとうさんをたすけてください、か……。たまらんな」「本当に」ナースも目を伏せて言っていた。

私は考える。この子が、「なおしてください、たすけてください」と私に向って直接頼んで来たら、私はどう答えればいいのか。本人には「治らない、持病である」とは言ってある。しかしそれを7歳の子にも言うのか。ましてや「おとうさんをたすけてください」ときたらどうする。「助けてあげる」と約束をするのか。もしくは「精一杯頑張る」とでも言うのか。プロは結果がすべてだから、「全力を尽くす」なんて、約束のうちに入らないだろう。そして「全力を尽くしたのだから」というような言訳をする人間を私は心から軽蔑している。ならば私は7歳の子どもに向って、「できない」と突っぱねるのか。それともできもしない約束を、「嘘も方便」と正当化するのか。もし子ども

に対してそれが許されるのなら、大人の患者に対してはダメなのか。大人だって、素人であることに変わりはない。

夕方、西田さんを回診した時に見舞いに来ていた娘さん達は、絵のプレゼントの礼を言う私に対して、恥ずかしそうに頭を下げただけだった。


その夜、病棟の忘年会が近くのレストランを借り切って行われた。中心になるのはもちろん看護婦達で、夜勤以外は全員来ている。圧倒的多数は20代前半の若い女の子であり、調子に乗って飲み過ぎないように、それとなく注意しているのは私のような中年男の役目だろう。

うちの病棟は可愛い子が多いので、松村をはじめとする若い医者どもも多数参加する。宴もたけなわ、今年2年目のナース達が「ヘビーローテーション」を歌い踊る。本家AKB48なんて目じゃないくらいチャーミングかつコケティッシュで、松村なんぞはほとんど放心して見入っている。

「松村」

「はい」

「涎を拭け」

「あ、すみません」

「おまえ、九州に帰りたくなくなっただろ」

「ええ、帰りたくないっスよねえ。それどころか、これ見たら、うちの医局のボスから何からみんなこっちに来ますよ」

かくして医療格差は広がるのかも知れない。

私は若い子達にはついていけないと、苦笑いして眺めていた。ついていけないはずで、今踊っているこのナース達は、50を過ぎた私から見れば、高校生になった私の娘と同じようなものである。それを言えば松村も30歳になったとかならないとかいうことだから、私からすればもう十把一絡げの同年代である。そして西田さんの子どもさんも、15年しないうちにこのナースらの年代になる。それは、本当にあっという間の、「すぐ」の出来事なのだが、西田さんがそれを見届けることは、ない。

年末年始も私は日に1回、患者を診に行く。電子カルテの記録では、松村も1日も欠かさず患者を診察しているようだ。西田さんはもうベッドの上で座ることもなかなかできないが、幸いなことにモルヒネの皮下注射のおかげで一時よりも痛みは落ち着いているようだ。何度か、ベッドのわきのカーテンを「西田さん……」と言いながら開けて、「いけね、失礼しました」とすぐ閉めたこともあった。ナースが便処置をしている。気をつけているつもりなのだが、また匂い等で分かりそうなものだが、ついやってしまうのは私がそそっかしいからか。

一回りして他の患者を診た後で、改めて西田さんのところに行き、何事もなかったかのように診察をする。そして相も変わらず気休めが相当混じっている「方針の説明」をする。年明けにCTをとり、胸部等についての効果判定をする。それがある程度以上落ち着いていれば、今一番問題になっている骨に対して、なんらかの局所的アプローチを追加で考えるかもしれない、と。ただしかし、徐々に、回診の時に西田さんは眠っていることも多くなってきた。その表情には苦痛と疲労が滲み出ていた。

CTの結果、腫瘍は悪化していた。ただし、その程度は臨床症状から予期していた程でもなかった。私はさしあたって本人には、「化学療法の効果はちょっとまだ十分ではなく、局所治療を考えるだけの余裕はまだなさそうだ」とのみ説明した。「まだ」ない、だと？　ではいつになったら見通しがつくのか。それを西田さんは聞かないだろう、ということを私は見越している。西田さんはいつものように「分かりました」とのみ答えていた。気持ちはまだ切れていないように、私には思えた。

「どうするんですか先生」と松村が聞く。

「どうにもならん。治療は無理だ。明日にでも家族を呼んでおいてくれ。まずは話をしてからだ」

　しかしその晩、ずっと続いていた膠着状態が一変した。西田さんは喀血をし、呼吸状態が一気に悪くなった。それまで1回も使っていなかった酸素吸入をしながら、それでも呼吸困難がとれなかった。胸部レントゲンでは、左肺に淡い陰影の出現が認められた。右肺の病巣からの出血が喀血として全部外に出切らずに、左側へ流れて来たものだろう。ここから肺炎が起こって、呼吸不全になる。それは必然のように思われた。

　今までになく苦痛を訴え、パニックになっている西田さんに、私は、病巣からの出血で、それは止血剤で対応する、また反対側の肺炎が起こるといけないので抗生物質を使う、しばらくは飲み薬も全部点滴にする、と対応策を矢継ぎ早に、ただし口調は努めてゆっくりと、伝えた。本人は少し安心したようだった。それを見た上で「それと、……」と切り出す。「それと、いろんな処置の関係で、大部屋だと手狭でこっちもやりにくくなります。幸い、婦長さんが気を利かして、個室を準備してくれたようですから、そっちに移っていただけませんか」西田さんは、内心どう思ったかは分からないが、頷いてくれた。

家族はすぐに病棟に到着した。本人が喀血に驚き、携帯で「もうだめかも知れない」と奥さんにかけてきたのだという。私は、奥さんとお母さんに、CTで腫瘍の増大があり、癌の治療としてはもうどうしようもないこと、それを伝える前にこのような急変が起こったが、仮に出血が止まっても反対側に流れ込んだ血液によって肺炎が起こり呼吸不全に陥る可能性が高いこと、さらに、もし幸いにしてそれらを乗り切ることができたとしても、癌がこういう状況である以上、いずれ次の合併症が起こって致命的になるだろう、ということを説明した。「治療の目的は、本人の苦痛を取ること、のみです。いわゆる救命措置は無意味で、その治療目的に反することになります」お母さんが先に了解し、奥さんも涙を流しながら納得された。その後のフォローはナースがするというので、私は個室に移った西田さんの様子を診るために面談室から出た。

後でナースから聞くと、奥さんは、「子ども達には今まで、最初の症状が腰痛だったので、お父さんは腰の治療で入院していると説明していた。だけどもう本当のことを話さないといけないと思う」と言っていたという。しかしそうだろうかな、と私は思った。「おとうさんをなおしてください」はともかくとして、「たすけてください」というメッセージを伝えたお嬢さんに、事態の深刻さが理解できていなかったとは思えない。

それから数日、西田さんが移った個室には、多くの見舞客が入れ替わりつめかけた。娘さん達も部屋にいることが多かったが、西田さんの枕元に、というわけではなかった。私は見舞客が多くても別に気にしない素振りで、いつものように診察した。娘さん達にも、いつものように挨拶した。私の予想は良い方に外れて、西田さんの呼吸状態は安定しつつあるようだった。肺炎も思ったよりも起こらずに済んだように、見えた。

その朝も西田さんを回診した時は、呼吸状態含め安定していた。あの喀血から4日ほど経っていて、松村に、「また大部屋に移しても良いかな」と指示しようと思っていたくらいだった。

外来診療をやっていた10時半過ぎに、病棟からコールがあった。ちょうどその時には一人診察が終わって、診察室に患者さんがいなかったのは幸いである。「西田さんが苦しいと言って……」「うん」「それからレート（心電図モニターでの心拍数）が落ちて、呼吸停止に……」「え？　止まっちゃったの？　もう？」「はい」「家族は」「奥さんはずっとついておられますけど、お子さんなんかはこれから」「すぐ行く」

外来ナースに、ちょっと病棟に行って来る、と言って病棟へ上がる。病室には、松村がすでに到着していた。奥さんは茫然としている。私は松村に小声で確認する。

「肺塞栓《エンボリ》か」

「それが一番可能性高いと思いますけど、とにかく急激に心肺停止《アレスト》になってしまったんで」

私は奥さんに向かって話す。

「今朝までは、落ち着いていました。さっき、何が起こったのか、いくつか考えられることはありますが、分かりません。分かりませんが、もう戻りません。残念ですが、お力が尽きたとしか言いようがありません。これまでよく頑張って来られました」

「もう死んじゃったんですか」

「呼吸は止まっています。心電図はまだ辛うじて動いていますが、いずれ時間の問題でしょう」これは私が勝手に、「医者はここまではついてよい」と思っている嘘だ。心電図もう止まっている。ただ定義上は、人が「死んだ」のは医者がそう判定した時で、私が判定するのは、家族が到着した時だ。だから、家族が着くまで、西田さんは「生きて」いる。しかし奥さんにはもう分かっている。

「そんなに急に力尽きないでよ。どうしたのよ」と西田さんに取りすがって泣き出す。顔を上げたところで聞かねばならないのは心苦しい。

「他のご家族は」

「お義母さんは、こちらへ向かっています。娘達は、弟が、学校に迎えに行っていますが……」それから私たちに、こう聞いた。「それまでに冷たくならないですか。温かいままで会えますか」私はあまりそういうことを考えたことがないので戸惑った。「さあそれは……」まだ患者は死んでいない、と強弁するくせに、情けない。

ナースに聞くと、あまりに急なことで、家族が揃うまでにはもうちょっとかかる、ということだった。じゃあ揃ったら呼んでくれ、と一旦松村に任せて外来に戻る。この日の予約はそれほど多くなかったので、12時過ぎには一区切りついた。すぐに病棟に上がる。まだ家族は来ていなかった。間もなく、お母さんが着いた。改めて、急変であること、考えられるのは肺の血管に血栓が詰まる肺塞栓などであるが、もちろん分からないこと、ただ、数日前にお話しした通り、起こってしまったらどうしようもないこと、などを奥さんとお母さんに説明する。お母さんは落ち着いておられた。やっと楽になったのか、と口が動いたようだった。

若い患者が亡くなって何がきついかって、親がまだ元気で子を送る「さかさごと」を見ることと、患者の子どもがまだ小さいことである。お母さんは取り乱すことなく受け入れられたが、あの子達に何と言えば良いか。小さいとはいえ、親の死が分からないほどではない。このくらいが一番辛い。

エレベーターが開き、子ども達が駆け出してきた。奥さんがまず別室に連れて行って何事か話し、それから病室に一緒に入る。もう二人とも泣いている。病室で、すでに穏やかな顔になっている父親を見て、立ち竦んでいる。奥さんに促されて、やっと西田さんの手を握る。「まだ温かい……」一緒に手を握った奥さんがそう呟くのを聞いて、私はちょっとだけほっとした。

松村が瞳孔反射の確認用のペンライトを持って近づいた。「すまないがやらせてくれ」と私は松村からペンライトをもらい、死亡確認にかかる。呼吸停止、心停止、瞳孔散大および対光反射消失。私にあの絵をくれた下の娘さんに「ごめんなさい」と言ったところで涙が出て来た。歯を喰いしばって「お父さんは、肺癌でした。ずっと頑張ってこられましたが、……」そこで言葉に詰まる。もうちょっと何か言えないかと思ったが、どうにもならない。上の娘さんに向かって震える声で「ごめんなさい」ともう一度謝って、「1時5分、ご臨終です」とご家族一同に告げ、聴診器を首から外していつものように「お役に立てませんで」と頭を下げる。不思議なもので、こういういつもの動作に入るとスムーズにいく。西田さんの心肺停止から、すでに2時間半が過ぎていた。

娘さん二人は、私の言うことなんか耳に入っていないようだった。ああ、そうだよな、と私は気がついた。私はあの絵をもらったことで自分の思い込みを作ってしまったが、このお嬢さん達にとって私はそれほどの存在ではないのだ。何か特別なことをしようとしたのは恥ずかしい。しかしわきを見ると松村も泣いていた。そうすると私が死亡確認と宣告をしたのも間違ってはいなかったのだろう。

部屋に引揚げてえみちゃんが描いてくれた絵を眺めつつ、私はぼんやりと考える。いつから私はこんなに涙脆くなったのか。若い癌患者を見送るのは以前からあったが、前はもっと淡々とやっていたはずだ。これほど感情を出してしまうのは近頃になってからのように思う。年のせいか。

患者の親が気の毒だ、ということよりも、残された小さい子どものことを思うとやりきれない。してみるとやはり、私に娘ができて自分が親になってから、そしてその娘が物心ついてからか、などと考える。そのころからとみに、私は小さい子どもに、自分のことを良く思われたい、という願望が強くなったのではないかと思いついた。「大人の」家族には、普通に丁寧に接することで信用を得るのだが、子どもに対してはどうすればいいのか今一つ分からない。そのために、つまりは子どもの「歓心を買う」ために、無意識のうちに患者の死を「泣いて見せる」演出を始めたらしい。しかし一旦涙を出したが最後、自分の感情をコントロールすることができない。「人は悲しいから泣くのではない。涙を出すと悲しくなるのだ」というのは心理学で有名なジェームズ・ランゲの法則で、身体の反応が出ると情動が噴出してしまう。これに気がついても、もうどうにもならない。すでに私には条件反射ができてしまっていて、たぶん次の時も、私は患者の死を嘆く遺児の姿を見て、泣いてしまうだろう。それにしても、つまらない自己分析だ。

再び病棟に上がり、お別れが済んだ奥さんやお母さん、兄弟などに、経過の説明と、死亡診断書のことその他、これからの手続きのことを話す。病理解剖は断られた。早く連れて帰りたいと。そうだろうな。至らぬ主治医ですみませんでした、西田さんは弱音を吐かない、立派な方でした、と頭を下げると、お母さんがこうおっしゃった。「痛くて、動けないのが辛い、と言っていました。だけど、辛くても、どんな姿になっても、生きていたいと、言っていました」その時、この日初めて、お母さんは涙を見せた。

葬儀社の車でご遺体が自宅に向かう。私は、松村や、病棟スタッフとともに見送った。「お世話になりました」と家族もこちらに挨拶された。あの娘さん二人は、ほとんど無表情のまま、こちらを見ようともせず、ただ母親に寄り添っていた。私には、その子達の脚がとても細く見えた。

私はもう一度病棟に上がり、ナースステーションの壁に貼ってある、「かんごふさん」の絵2枚を外して、自分のオフィスへ持ち帰った。

「おとうさんを、なおしてくれるって、やくそくしたじゃない」

女の子の声が聞こえた。それは私を責める強い調子ではなく、むしろ失望の呟きのようだった。

声の主は、私だったのかも知れない。

【初出について】「まえがき」を除く各編はすべて雑誌「新潮45」に掲載したものに加筆・修正を加えたものです。［（　）内は掲載時のタイトルと掲載号］

1　褒めたら人は伸びるのか（褒めることの難しさについて・2013年4月号）、2　ストレスはなくせない（ストレスとトラウマについて・2013年5月号）、3　自己決定の呪縛について（「自己決定」の呪縛について・2013年6月号）、4　「自己決定尊重」の裏側（「自己決定」の欺瞞について・2013年7月号）、5　なかなか死ねない社会（同・2013年8月号）、6　がんのメリット（癌で死ぬことのメリット・2013年9月号）、7　生身の医者は絶滅寸前（「効率的」な未来の末期医療・2013年10月号）、8　命に上下は存在する（命の上下とその評価基準・2013年11月号）、9　引導を渡す役目を担う（どこまでも生きたい・2013年12月号）、10　あなたの臨終の枕元に立つ（医者の役割・2014年1月号）、11　気分の問題（同・2014年2月号）、12　二番煎じの価値（オリジナリティと二番煎じ・2014年3月号）、13　ピークのあとは下るだけ（ピークを過ぎたら・2014年4月号）、医療ドキュメント・ノベル　約束（同・2012年4月号）

里見清一　本名・國頭英夫。日本赤十字社医療センター化学療法科部長。1961（昭和36）年鳥取県生まれ。東京大学医学部卒業後、国立がんセンター中央病院内科などを経て現職。著書に『偽善の医療』など。

Ⓢ新潮新書

597

医師《いし》の一分《いちぶん》

著者　里見清一《さとみせいいち》

2014年12月20日　発行
2015年５月20日　３刷

発行者　佐藤隆信
発行所　株式会社新潮社
〒162-8711　東京都新宿区矢来町71番地
編集部(03)3266-5430　読者係(03)3266-5111
http://www.shinchosha.co.jp

印刷所　大日本印刷株式会社
製本所　加藤製本株式会社

ISBN978-4-10-610597-5　C0247